陕西出版资金资助项目

公民现场自救互救系列丛书

防治结合·全面有效

扫描书内二维码
看视频 学急救

公民意外伤害
［急救手册］

主编 蔚百彦　郑明娟　卢慧君

编委　郭彩玲　张小利　马　洁

　　　李　杨　杨丽萍　解　威

　　　刘　倩　马晓静　丁　玲

　　　肖　玉　常玉珠　肖　莹

　　　刘　营　来佳琳

U0303802

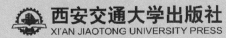
西安交通大学出版社
XI'AN JIAOTONG UNIVERSITY PRESS

内容简介

　　人的一生很有可能遇到大小不等的意外伤害,一旦灾难降临,保持清醒的头脑、随机应变很重要,这样不仅可以使自己顺利脱险,还能使身边的人化险为夷。所以,提高安全意识,主动地预防,能够最大限度地避免事故的发生。本书的最大特点就是全面、细致、有效地提供解决各种紧急问题的方法。对于家庭意外事故,不仅要注重处理,还要注重防治结合,最大限度地方便我们的生活,使我们的生活更安全、更快乐、更幸福,本书是一本人人必看、家家必读的常备书。

图书在版编目(CIP)数据

　　公民意外伤害急救手册/蔚百彦,郑明娟,卢慧君
主编.—西安:西安交通大学出版社,2016.6
　　ISBN 978 - 7 - 5605 - 7081 - 5

　　Ⅰ.①公… Ⅱ.①蔚… ②郑… ③卢…Ⅲ.①急救-
手册 Ⅳ.①R459.7 - 62

　　中国版本图书馆 CIP 数据核字(2015)第 028929 号

书　　名	公民意外伤害急救手册
主　　编	蔚百彦　郑明娟　卢慧君
责任编辑	赵文娟　郅梦杰

出版发行	西安交通大学出版社
	(西安市兴庆南路 10 号 邮政编码 710049)
网　　址	http://www.xjtupress.com
电　　话	(029)82668357　82667874(发行中心)
	(029)82668315　82669096(总编办)
传　　真	(029)82668280
印　　刷	西安明瑞印务有限公司

开　　本	727mm×960mm　1/16　印张 10.5　字数 184 千字
版次印次	2016 年 11 月第 1 版　2016 年 11 月第 1 次印刷
书　　号	ISBN 978 - 7 - 5605 - 7081 - 5/R · 762
定　　价	29.50 元

读者购书、书店填货、如发现印装质量问题,请与本社发行中心联系、调换。
订购热线:(029)82665248 (029)82665249
投稿热线:(029)82665546
读者信箱:xjtu_mpress@163.com

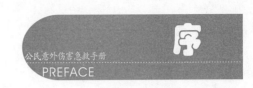
　　伴随着我们国家现代化的进程，急救医学得到迅速发展，特别是现场院前急救已家喻户晓、深入人心，如何把现场急救工作做得更好已成为急救医学体系中的重要课题。时间就是生命，给意外伤害患者赢得有限的时间在急救实践中显得极其重要。公众意外伤害急救的意义就在于使急危重症患者得到及时、有效的救治，使生命得以维持；同时减轻患者、亲属、同事们的负担和精神压力，使他们从心理上得到安慰，充分体现和谐社会的人文精神。近些年来，由于社会的进步和发展，人们对生活质量、健康水平的要求越来越高，良好的现场急救医疗服务已成为人们普遍的期望，院前急救事业进入一个新的快速发展时期。

　　"公民现场自救互救"系列丛书的编写目的是让读者能够了解到常见意外伤害、灾害、中毒、突发急症的应急处理方法，希望对挽救生命、减轻痛苦和促进健康有所帮助。相信广大读者通过学习后，再遇到紧急情况时就会处事不惊、应对有方。

陕西省医学会院前急救分会主任委员

第一医院院长

2016.6

对于意外事故，你可能一生碰不到。但是万一碰到了，你该怎么办？随着公民生活水平的日益提高，人们的生活方式也在不断发生着改变，随之而来的家庭事故也形式各异。如何解决这些看似简单、实则非常棘手的问题，已经成为我们的当务之急。现实生活中，这些事故不可能完全依靠医生、消防员、警察解决，再加之每个人的性格、心理素质、动手能力也不尽相同，所以，我们非常有必要帮助公民提高危急情况时的应变能力，及时解决大小问题，保障自身及财产安全。虽然我们不可能从根本上解决所遇到的所有危急问题，但可以从源头上预防以及进行及时、正确的处理，我们可以尽可能地在事故发生之前之后保存实力、减少损失。一般说来，处理临时应急事件的经验，需要平时相关知识的不断积累。

《公民意外伤害急救手册》将各种现场处理经验进行汇集，相信读者读了这样一本书籍，在遇到同类事故之时，能够迅速做出正确反应，对我们的安全生活有很大帮助。人的一生很有可能遇到大小不等的意外伤害，一旦灾难降临，保持清醒的头脑、随机应变很重要。这样不仅可以使自己顺利脱险，还能使身边的人化险为夷。所以，提高安全意识，主动地预防，能够最大限度地避免事故的发生。

《公民意外伤害急救手册》的最大特点就是全面、细致、有效地提供解决各种紧急问题的方法。对于公民家庭意外事故，不仅要注重处理，还要注重防治结合，最大限度地方便公民的生活，使公民的生活更安全、更快乐、更幸福，本书是一本公民人人必看、家家必读的常备书。

目 录

家庭一般意外事故应急处理和预防 ▶

公共场所意外事故的应对和预防 ▶

野外遇险应急处理　▶

家庭常备救灾工具和意外伤害的药品 ▶

家庭一般意外事故应急处理和预防

气管异物

日常生活中,经常会发生异物误吞进入气管的意外,如:老人吞吃大块糯米糕团、误吞义齿等,小儿口含糖块、纽扣、玩具和花生等不慎吞入,卡在咽喉部等。表现为不能讲话和咳嗽或有咯咯声,而后呼吸困难,面色发青,突然倾倒,不抢救有很快死亡的危险。

国际红十字会建议,出现上述症状的患者,可以用以下姿势指示:一只手扶在颈部,另一只手扶着这个手的手腕。其他人一看就应该理解——这个人咽喉有异物阻塞,以便获得有效的抢救。

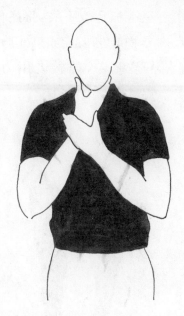

咽腔是呼吸道消化道公用通道,因此异物容易坠入呼吸道。一旦发生呼吸道异物,应采用以下方法自救互救。

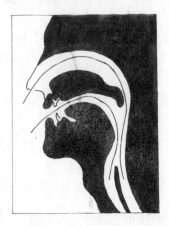

现场急救

1. 背中部拍打法

患者为婴幼儿时,用一只手抓住双下肢,将病孩倒提起来,另一只手拍打背部中央处数次,直到异物吐出来。或患儿脸朝下趴在施救者的大腿上,而其整个躯干都朝下悬垂着,施救者用力地拍击其背部,可能有效。

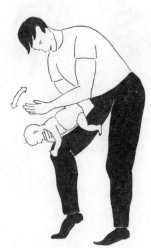

2. 手指挖出异物的方法

先使患者开口，左手拇指贴紧患者上方牙齿，食指与拇指交叉，压迫下方牙齿，一用力就可开口，然后右手食指插到咽喉深部，手指末节屈曲，在异物旁边伸到其后方，钩出异物，但不要勉强，不要将异物推得更深，无法钩出。液体会自动流出，用干布擦去口腔内液体状异物。

3. 中上腹部加压法

施救者双手从患者背部插入环绕其腰部，双手握拳紧抱患者，拇指对着患者上腹正中部（肚脐以上），一只手抓住另一只手腕，用力冲击，压迫腹部，反复多次，以使患者肺内的气体将异物冲出咽喉后吐出。

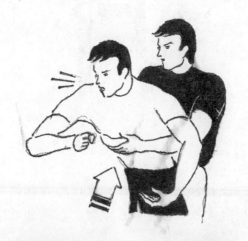

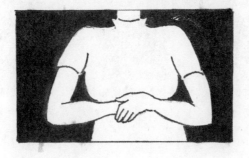

4. 腹部加压自救法

若患者独处或者周围无人，本人尚有力气，采用腹部加压法，将上腹部压在椅子背部、桌子角、栏杆上等，反复用力压迫冲击自己腹部，异物亦有可能冲出咽喉。

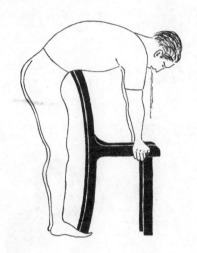

5. 昏迷患者处理

对于昏迷患者，使其仰卧，施救者骑跨在患者髋部，双手张开在胸下部侧方用力猛压，反复多次，可能冲出异物。心跳和呼吸停止者，应进行心肺复苏。

单人心肺复苏　　　多人心肺复苏　　　特殊情况下的
　　　　　　　　　　　　　　　　　心肺复苏

对无意识患者时,将患者置于仰卧位,施救者骑跨在患者的髋部,两手重叠向上推压使异物排出。

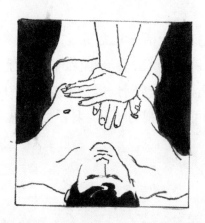

注意事项

(1)最好不要给五岁以下儿童吃瓜子、花生、豆类等食物,也要提防小儿自己拿取上述食物。吃西瓜时可先去掉瓜子。进食时避免小儿谈笑、哭闹或打骂小儿。要改掉边走边玩边进食的不良习惯,以免跌跤后啼哭,将口中食物吸入下呼吸道。要细心照看小儿,教育年龄稍大的儿童养成良好的进食习惯。

(2)教育儿童不要把小玩具放在口中,发现儿童口中含有东西时要及时设法取出,但切不可强行夺取,以免哭闹后吸入。

(3)成年人应改掉工作时把针、钉等物咬在嘴里的习惯,以防发生意外。

(4)对于昏迷或全麻后未清醒的患者,要细心护理:预先取下已活动的义齿;呕吐时,头应转向一侧,以免呕吐物吸入下呼吸道。

眼内异物

异物进入眼内在日常生活中很常见。异物进入眼内的力量不同，引起的结果也会不同。例如尘粒、煤渣等除可成为结膜异物外，还可成为角膜异物；而车床进出的金属碎屑、爆破造成的碎片飞溅就会造成眼球损伤。这些损伤轻者可引起视力下降，重者可致视力完全丧失。

表现

1. 角膜异物

角膜异物即异物粘于角膜上。可感觉有异物进入眼内，瞬间即产生眼痛、流泪、眼不能睁开等症状。

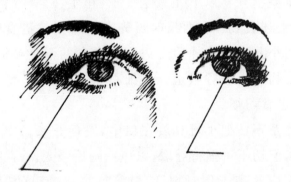

2. 眼球损伤

眼球损伤即异物穿透进入眼球内部。可感觉有异物进入眼内（也可曾有碎片飞溅等事件发生，但伤者并无感觉），眼感疼痛，一般在数小时后或第2天出现视物模糊、流泪、眼痛加重，还可伴发热、眼部充血等症状。

现场急救

异物入眼后,切勿用手揉擦眼睛,切勿用针或其他不洁物挑剔或擦拭,这样会擦伤角膜。不能区分结膜异物还是角膜异物时,可先采用以下方法进行处理,处理后症状依然不能解除,要及时去眼科就诊。

(1)冷静地闭上眼睛休息片刻(如果是小孩应先将其双手控制住,以免揉擦眼睛),等到眼泪大量分泌,不断流出时再慢慢睁开眼睛眨几下。有时大量的泪水会将眼内异物冲洗出来。

(2)泪水不能将异物冲出时,可准备一盆清洁干净的水,轻轻闭上双眼,将面部浸入脸盆中,双眼在水中眨几下,有时眼内异物会被冲出。

(3)将患眼撑开,用注射器吸满冷开水或生理盐水冲洗眼睛,或用杯子盛水冲洗眼睛。

(4)有角膜异物或眼球损伤表现时应及时到医院眼科就诊。

鼻 出 血

通常流鼻血多由外力伤害所致,例如鼻子受到撞击,而气候过度干燥(使鼻膜开裂)、气压突然改变、用指甲挖鼻孔或擤鼻涕过猛,也可能使鼻黏膜受伤而流血。

流鼻血有两种类型:前位型及后位型。常见的流鼻血属于前位型,血由鼻子前方流出。站立或坐下时,血由一侧或双侧鼻孔流出。躺卧时,则血流可能进入喉咙。这种流鼻血可能很吓人,但并不严重。后位型主要影响老年人,尤其是高血压患者。此型中,不论患者处于什么姿势,血液由鼻子后段流出,沿着口腔后部流进喉咙。严重者,血流的方向可能前后皆有。这种流鼻血需要到医院处理。

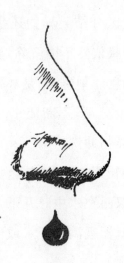

表现

(1)鼻出血多为单侧,也可为双侧;可间歇反复出血,亦可持续出血;出血量多少不一。

(2)如出血部位在鼻腔前段,血液多从前鼻孔流出;鼻腔后段出血,常迅速流入咽部,从口吐出。

(3)轻者仅鼻涕中带血,重者可引起失血性休克;反复出血则可导致贫血。

(4)多数出血可自止。

现场急救

(1)出血量少时可先自行止血。

(2)出血量大或无法止住出血应及时到医院就诊,因出血量大可引起失血性休克。

(3)反复多次鼻出血应及时到医院就诊,因鼻出血的病因十分复杂,应高度重视。

处理原则

(1)应采取坐位或半坐位休息。不要仰卧,因为仰卧时血会从咽后壁流入食管及胃,不久会从胃再呕出。这样就掩盖了鼻出血的真相,误认为已不出血。

(2)注意保持呼吸道通畅,防止血液误吸入呼吸道。

(3)采取压迫和填充止血措施。最好的办法是压迫止血。因为鼻出血的部位大部分是在鼻中隔的前下方,用手指将鼻翼向中隔处挤压,可使出血部位受到压迫。压迫止血大约只需要2～3分钟的时间。也可用棉球或软纸做成示指粗细、4cm左右长的柱状填塞物,如有滴鼻净或云南白药撒在上面更好,将其填入出血的鼻孔内约3cm,再压迫鼻孔外侧5～10分钟。一般鼻腔前端出血经此法多可止住。

(4)用冰袋或冷毛巾敷于额部也有助于止血。

(5)切忌用纸卷、棉花乱塞,这不但起不到止血作用,而且不干净的纸卷及棉花还会引起感染。

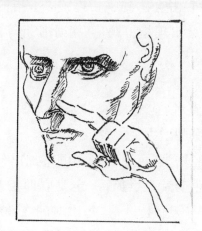

门缝夹手

在日常生活中,由于不小心,手很有可能会被门窗或抽屉夹伤,在这种情况下,该怎么办呢?

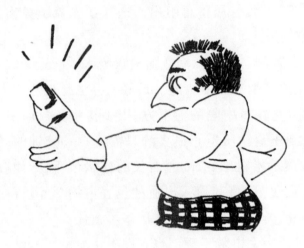

表现

手被门户夹伤后轻者会感到手指疼痛,手指的皮肤变成青紫色,指甲下有淤血,严重者会出现指甲脱落、指骨骨折等症状。

现场急救

(1)手指血肿的患者,应立即放自来水龙头下流水冲洗降温 15 分钟,这样能有效防止血肿增大。

(2)如果血肿已经增大,可适当采用绷带加以包扎,时间不要太长。

(3)如果指端颜色变紫且发凉,一定要立即松开束缚物,48 小时后,可改用热手巾热敷,每天坚持 3 次,每次时间在 20 分钟左右。

(4)如果患者指甲积血明显,可以用火烧过的大头针在指甲上穿刺,让淤血流出来减轻疼痛。

（5）如果手指被夹伤后有伤口，一定要进行局部消毒包扎。

（6）如出血不止，可将受伤的手指抬高超过心脏，以减轻疼痛和出血并速去医院。

（7）如果出现紫色的出血现象或肿胀，有可能是手指发生骨折，应及时去医院进行诊治。

鞭炮烧伤炸伤

为了营造节日氛围，很多人都喜欢燃放烟花爆竹，然而在高兴之余，由于人们安全意识的欠缺，极易导致被鞭炮烧伤、炸伤。为了避免造成严重后果，尤其在社区里，更应该采取正确的应急措施。

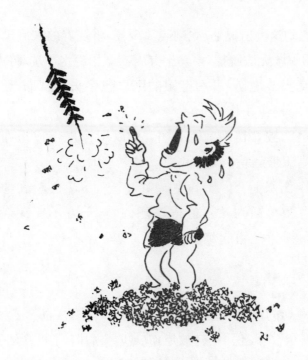

表现

1. 手烧伤

轻者创面小,有少量出血;重者可伤及肌腱、神经、肌肉、骨及关节;更重者手掌、手指大部分被烧伤、炸掉而失去原形。

2. 眼伤

轻者伤后多有剧痛、出血,眼中有异物;重者眼球脱出眼内出血,视物不清。

3. 爆炸性耳聋

伤后一侧耳或双耳听力下降或听不到声音,轻者双耳无损。

现场急救

(1)一旦遇到这种情况,应立刻脱离现场,将烧着的衣服迅速脱掉,用水浇灭;如果穿的衣服无法脱掉,要马上穿着衣服用冷水冲洗,将火熄灭。

(2)如果是头部烧伤,可用打湿的毛巾包住头部从而起到冷敷作用,或用消毒纱布轻轻盖在伤口上。

(3)如果手脚被炸伤而流血不止,可以用橡皮带或粗布条扎在出血部位上方,抬高患肢,等待救援。

(4)如果炸伤眼睛,千万不要揉擦冲洗,可以滴入适量的消炎眼药水,平躺后打急救电话呼救。值得注意的是,千万不要在烧伤处涂抹酱油、烟丝、油膏等,以免引起细菌感染。

预防

(1)生产鞭炮的厂家,要按安全规范生产合格产品。

(2)注意安全教育,不可手持放炮,放炮时头后仰,不可立刻去捡"瞎炮"。

(3)鞭炮的大小要和儿童的年龄相宜。

被困电梯

日常生活中，我们经常会乘坐电梯，但万一电梯发生事故，迅速下坠时，该怎么办呢？可能很多人索性把眼一闭，在害怕中等待死亡，也有些人吓得哭着喊着，这些都无济于事，要知道，在危险的时刻，想要挽回自己的生命，需要沉着冷静，妥善应对。

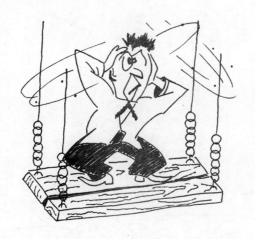

表现

长时间被困在电梯里会出现气短、出汗、缺氧等症状，如果得不到及时的援助，甚至会窒息死亡。

现场急救

（1）如果电梯下坠不停，我们一定要保持镇定，并迅速把每一层楼的按键都按一下，如果电梯里有手把，要紧握手把，整个背部及头部要紧靠在电梯内墙，膝盖呈弯曲姿势。待电梯下到第一层或在中途停止，要尽快拨打电话报警。

（2）如果电梯突然停止不动，则应迅速拨打电梯内的呼救电话，同时

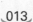

尽量用手机与外界联系,寻求帮助。切忌失去理智地蹦跳、抠电梯门。

高 热

体温高于正常值称为发热,见于感染、创伤、恶性肿瘤、脑血管意外等。根据体温情况,发热可分为以下 4 级:

(1)低热 37.5℃～38℃。

(2)中度热 38℃～39℃。

(3)高热 39℃ 以上。

(4)超高热 41℃ 以上。

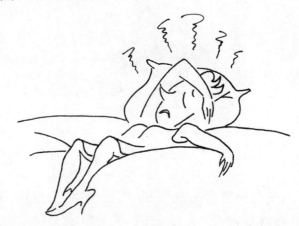

需要提醒的是,高龄老人的发热要特别引起注意,因其机体代谢减弱,体温反应不敏感,往往病情已很严重,体温却表现为轻度升高。

救治原则

(1)经过自行降温处理仍不降温者,应及时去医院检查治疗。

(2)发热并伴随呼吸困难时,应迅速拨打急救电话 120 或自行及时将患者送往医院。

现场急救

1. 积极降温

持续的体温升高对机体具有一定的危害,应当采取积极的降温措施。可以采取物理降温或药物降温。

(1)物理降温:可以用乙醇(酒精)擦浴,使用冰袋等。酒精擦浴的方法是,在用毛巾冷敷前额的同时,取 25%～50% 的酒精或白酒,将纱布或干净手帕浸湿,轻轻擦拭患者前额、颈部、腋窝、肘窝和大腿根部(腹股沟)等处,酒精的快速挥发带走热量,从而迅速降低体温。也可使用冰袋物理降温。一般将冰袋放置于患者前额、枕后、颈部、腋窝、大腿根部。为防止久置冰袋给患者造成局部冻伤,要事先用毛巾或薄布将冰袋包好,并经常变换放置部位。可以购买冰袋,也可家庭自制冰袋,如到医院或药房买几个内装 500mL(100～250mL 适用于小儿)的输液袋,直接放入冰箱中冷冻备用。使用中要及时更换已经融化的冰袋,保证较好的降温效果。

(2)药物降温:低热一般不必使用退热药。中度热,特别是高热并伴有惊厥、抽搐时,应采用安全有效的退热药,但最好在医师指导下使用。

2. 注意补充液体和营养

卧床休息,要多喝开水,也可饮用蔬菜汁、果汁、清茶等。保证各种营养素的补充。

3. 注意增减衣服

在此期间应注意增减衣服,不宜过多,以利散热,但也不可太少,以免受寒。

4. 避免精神负担过重

突然发热,思想负担不要过重。由于小儿的体温调节中枢发育不完善,可能会出现体温升高至 40℃ 以上并有惊厥的现象,只要家长高度重视,及早就医,大多不会出现生命危险以及造成不良的预后。

家庭一般意外事故应急处理和预防

被狗咬伤

被狗咬伤后可能会感染狂犬病,狂犬病是所有传染病中最凶险的病毒性疾病,无特效治疗,病死率100%。因此重要的是及时发现狂犬病。

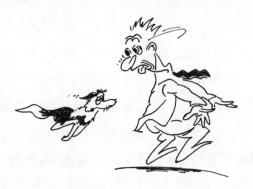

表现

其临床表现的特征为低热、头痛、乏力、不适等症状,一半以上患者被咬伤部位及其附近有麻木发痒、刺痛或蚁行感,随之出现恐水、怕风、兴奋、流涎、发作性肌痉挛等表现,最后出现呼吸衰竭、循环衰竭而死亡。病程一般不超过7天。

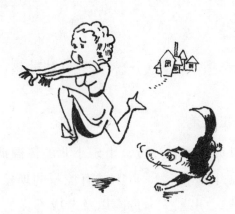

现场急救

（1）以最快的速度脱下或撕开伤处的衣服，尽快用 20％的肥皂水彻底清洗伤口，再用大量清水冲洗，清洗和冲洗时间不少于 20 分钟。然后用 2％～5％碘酒涂搽伤口，以清除或杀灭局部的病毒。

（2）在伤后 24 小时内到卫生防疫部门接种狂犬病疫苗。被狗咬伤的孕妇，无论其处于怀孕早期还是后期均应接种狂犬病疫苗，以确保孕妇生命安全。从以往已接种过狂犬病疫苗的孕妇资料来看，接种疫苗后胎儿发育未发现有任何不正常的情况。但正在接受狂犬病疫苗注射期间的育龄妇女，最好还是适当推迟怀孕时间，一般以推迟 2～3 个月为宜。

（3）注射狂犬疫苗的时间，最好是 24 小时之内，如果是自家宠物狗的话可以延长至 48 小时之内。不管是咬得轻或重的患者都是接受 5 针的疫苗，并在 28 天内打完，每两针的间隔时间分别为 3 天、4 天、1 周和 2 周。

（4）有狂犬病表现时应紧急拨打 120 电话呼救，尽快送往医院急救。

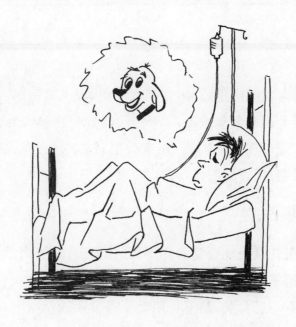

骨刺卡咽喉

很多人在吃饭时,不注意细嚼慢咽,结果鱼刺、鸡骨等硬物卡在了喉咙里,可能有些人当时感觉不到,但如果不采取相应的办法医治,恐怕会危及到生命。

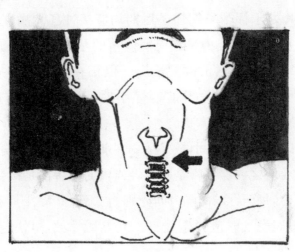

表现

通常骨刺卡在咽喉里,会出现咽喉肿痛、发炎、发烧、吞咽困难、出血等症状。如果骨刺刺激到喉黏膜,则会引起剧烈咳嗽,并因反射性喉痉挛及硬物阻塞而出现呼吸困难,相继会出现喘鸣、失音、喉痛等症状,严重的还会造成窒息。

现场急救

(1)如果张开嘴后能看到骨刺不大,扎得不深,可用手电筒照亮咽喉部,用干净的镊子将其取出。

(2)如果看不见骨刺,绝不可用饭菜等食团强行咽下,这样会将骨刺压得更深。

（3）让患者低头并弯腰，用手掌猛拍患者背部两肩胛中间。如异物仍未排出，应马上到医院及时诊治。

地下建筑物内窒息

许多地下建筑如地下室、贮藏室、水井等通风条件较差，其内的空气与外界大气成分有很大的差别，离地面越远，通风就会越差，其空气的变化也就越大。由于地下建筑中的气体成分、比例的改变，造成氧气含量显著降低，二氧化碳含量增高，并产生其他有毒气体，如果不慎掉进去，就很容易发生窒息死亡的危险。

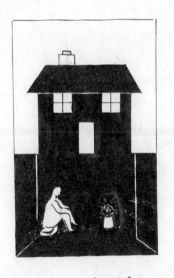

窒闭地下室取暖

表现

通常是缺氧窒息，一般表现为头晕、头痛、耳鸣、眼花、四肢软弱无力，随后会出现恶心、呕吐、心慌、气短、呼吸急促。大量缺氧后，意识开始变得模糊,全身皮肤、嘴唇、指甲呈青紫色,血压开始下降,瞳孔散大,并陷入昏迷状态,最后因缺氧窒息而死亡。

现场急救

(1)如果及时发现这种情况,要立即将患者转到地面或通风较好的地方。

(2)将人救出后,松开其衣领、内衣、腰带等束缚性的东西。如果此时患者已经呼吸困难,应立即采取口对口的人工呼吸急救,必要时可以注射呼吸中枢兴奋剂。

(3)对心跳几近停止者,要施行胸外心脏按压,注射肾上腺素等。

(4)如果旁边没有救助人员,也千万不要慌忙往外跑或大喊大叫,以免造成氧气快速耗尽,这时应该冷静地想办法与外界人员取得联系,如用手机等。

电焊光伤眼

电焊光伤眼,是指眼部受电焊光、强光所含紫外线的照射后引起的角膜和结膜浅层炎症的反应,多见于电焊或紫外线灯照射后眼部损伤。

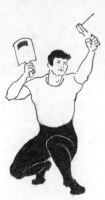

表现

当双眼被电焊光照射后，当时往往没有不良反应，通常在几小时以后，会出现眼睛红肿、疼痛、流泪、怕光、双眼睑肿胀、结膜充血等病症，晚上还会出现难以入睡的情况。

现场急救

(1)当电焊光伤眼后，可以用煮沸后冷却的鲜奶向眼内点滴，每隔2～3分钟点一次，并用纱布将双眼包盖，用湿毛巾冷敷双眼，每隔一段时间更换一次。

(2)闭目休息，减少光的刺激和眼球转动引起的摩擦。

(3)用0.5%～1%地卡因点眼1～2次，将氯霉素眼药水内加入1%地卡因1.5mL滴眼，按说明定时点滴，必要时也可以适当服止痛药。

(4)在10mL 0.25%氯霉素眼药水中加入3～5滴0.1%肾上腺素滴眼，或涂抗生素或磺胺软膏，可防止感染，起到减轻炎症的作用。

脑缺血

脑缺血是因脑中血液不足而引起的晕厥现象，与脑充血完全相反。日常生活中，我们偶尔会发现，有的人会在路上突然昏倒，也有的人会因为某件事过度兴奋而晕厥，这种现象大部分是由于脑缺血造成的。所以为了自身的安全，我们一定要记住如何正确进行脑缺血急救。

原因

(1)动脉粥样硬化，某些脑小动脉暂时性闭塞，当侧支循环及时建立、再通后，供血改善，使症状在24小时内消失。

家庭一般意外事故应急处理和预防

（2）高血压病，引起脑血管痉挛，血流不畅，供血不足。

（3）微小血栓栓塞，经机体本身作用而消除，血循环再通，但可引起同一症状在复发时再现。

（4）血小板增多使血黏稠度高，血氧含量不足，以及贫血、心脏病、心肌炎均可引起短暂性脑缺血发作。

（5）高脂血症。

（6）糖尿病及并发症。

（7）过度用脑。

（8）情绪激动。

（9）寒冷（一般 40 岁以上的人群会出现）。

（10）劳累（高龄人群）。

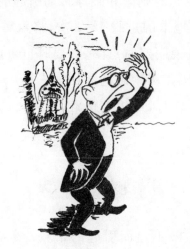

表现

脑缺血的症状是先打哈欠，然后感到恶心、心悸、头重目眩、眼前发黑、眼冒金星，最终因失去知觉而昏倒。

现场急救

（1）当患者感觉出现浑身不舒服、心慌、气短、出冷汗等症状时，要马上坐在地上或躺下，以免发生晕厥而导致碰伤。

（2）当发现晕厥患者时，应尽快将患者转到通风、安静的地方，盖好被子，解松领口、裤带和各种束带。使患者低头，脸转向侧面，平卧，把脚抬高。等患者醒来后，要喝少量热水和饮料，如下咽困难，应马上呼叫120送往医院。

呕 血

呕血指患者呕吐血液。呕吐出的血通常与食物混在一起，血的颜色可能为咖啡色、暗红色。量大的情况下，呕出的血液呈鲜红色。呕血前常恶心、腹部胀闷，呕血通常合并有心慌、头晕等表现。

呕血与下列疾病有关。

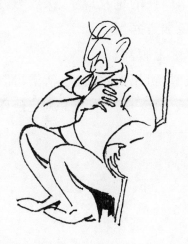

1. 肝硬化大出血

自口鼻涌出咖啡色或鲜红色大量血液，出血量通常较多。

2. 消化性溃疡出血

呕出咖啡色胃内容物时有血块，有的患者也可表现为先有柏油样大便。

3. 胃癌出血

患胃癌时癌组织侵蚀血管可引起糜烂、溃疡或大出血。

现场急救

（1）安慰患者，消除其紧张情绪，令其静卧休息，避免不良刺激（不良语言、强光、噪声等）。

（2）嘱其保持侧卧位，呕血时头偏向一侧，避免误吸入呼吸道，取足高体位，以防剧烈呕吐引起窒息。同时可保障患者在大失血时脑部血流的供应，避免虚脱或晕倒。

（3）注意给患者保暖。密切观察患者的意识、呼吸、脉搏，并做记录。

（4）尽量不要翻动或搬动患者，可在患者床边放一小盆，以便盛放呕吐物，粗略估计其总量，并留取标本以便就医时化验。

（5）密切观察呕血、黑便的量及形状、次数等，做好记录。

（6）暂停饮食，以免加重病情。

（7）可放置冰袋冷敷上腹部。

（8）患者停止呕血时，可用温水含漱，清洁口腔。

（9）可服用三七粉或云南白药。但切忌对已经昏迷的患者强行灌药。

咯 血

表现

下呼吸道或肺组织出血，经口排出者称为"咯血"。其表现可以是痰中带血或大量咯血。因此常根据患者的咯血量多少，将其分为：少量咯血、中等量咯血和大咯血。通常大咯血是指 1 次咯血量超过 100mL，或 24h 内咯血量超过 600mL 以上者。目前已知可引起咯血的疾病有近

100 种。按其解剖部位的不同,可将其分为 4 大类,即:①气管、支气管疾患;②肺部疾患;③心血管疾患;④全身性疾患。引起大咯血的常见病因依次为:①支气管扩张(约占 30%);②肺癌(约占 20%);③肺结核(约占 15%~20%)。

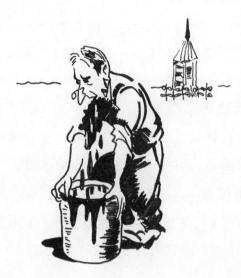

现场急救

(1)让患者取半卧位躺下,保持安静,不可大声说话和咳嗽。

(2)胸部用冷毛巾冷敷,同时防止受凉。

(3)用止咳祛痰药,如八号止血粉、三七粉、白芨粉等。

(4)尽快打 120 呼救。

心动过速

一个正常成人的心跳是每分钟 60~100 次,如果超过 100 次,就是心动过速。心动过速是由窦房结发动的。发作时,成人心跳频率每分钟在 100~150 次,幼儿每分钟可达 200 次。

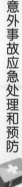

心动过速类别和病因

心动过速的病因多为功能性的,也可见于器质性心脏病和心外因素。其产生主要与交感神经兴奋和迷走神经张力降低有关。

1. 生理性心动过速

生理性心动过速是很常见的,许多因素都影响心率,如体位改变、体力活动、食物消化、情绪焦虑、妊娠、兴奋、恐惧、激动、饮酒、吸烟、饮茶等,都可使心率增快。此外,年龄也是一个因素,儿童心跳往往较快。

2. 药物性心动过速

如拟交感神经药物如麻黄碱、肾上腺素。副交感神经阻断药物如阿托品、咖啡因、甲状腺素、苯丙胺等可引起心动过速。

3. 病理性心动过速

全身性疾病如高热、贫血、缺氧、感染、甲状腺功能亢进、疼痛、急性风湿热、脚气病及神经官能症等可引起心动过速。

表现

心动过速患者常有心慌、气短、心前疼痛、头昏、发热、贫血、面色苍白、出汗等症状,血压多数开始下降,甚至出现心力衰竭、休克或晕厥以及自主神经功能紊乱,一旦出现致命心律失常,就可能发生猝死。

现场急救

(1)发作时应立即让患者休息,消除患者顾虑。可以用力咳嗽或闭眼压迫眼球、吸氧、口服 5mg 安定、大口进食或饮水、也可用筷子刺激咽部,引起恶心、呕吐等方法使发作迅速停止。

如何正确拨打 120 急救电话

(2)如无效,应马上呼叫 120 送往医院。

落　枕

　　落枕在医学上称为颈部扭伤,其主要病症是一侧项背肌肉酸痛,活动受限。落枕可由睡眠姿势不当或枕头过高、过低所致。相信很多人都遇到过落枕的情况、由于可以不治自愈,很多人很少去看医生,大部分人通过家人的简单处理很快就能康复。

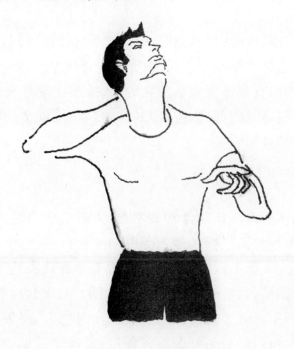

表现

　　落枕的人清早起床后感到颈部疼痛,不能转动,用指压有痛感,脖子僵硬,头只能偏向一侧,不能俯仰或左右回顾,活动受限。如落枕频繁发生,还会伴有头晕、手指发麻、手臂发沉等症状。

现场急救

（1）一旦出现落枕，如症状不严重，在颈部肌肉疼痛处急性期用湿毛巾冷敷，超过 48 小时用热水袋或湿毛巾热敷，热敷的同时，也可以配合活动颈部，一般治疗 1～2 次，疼痛即可缓解。

（2）用正红花油、云香精等，在疼痛处擦揉，每天 2～3 次。

（3）将伤湿止痛膏外贴颈部疼痛处，每天更换一次，止痛效果也很理想。

（4）局部按摩。在落枕者身后，用一根手指轻按颈部，找到最痛的地方后用一根拇指从该侧颈上方开始，直到肩背部为止，依次按摩，对最痛的地方用力按摩，直到感觉明显酸胀为止，按此法反复按摩 2～3 遍，再以空心拳轻叩按摩过的部位，重复 2～3 遍。很快就会使痉挛的颈肌松弛而起到止痛的效果。

预防

治病不如防病好。预防落枕并不难，关键是坚持做好以下三方面：首先，准备一个好枕头。按人体颈部解剖生理特点，一个适宜的枕头既不能太高也不宜太低。预防落枕首先是要有个好枕头造型，例如枕头最好有中间部分凹型，预防轻易滑落，承托颈部。对于合理的枕头高度，女士应掌握在 8～10cm，男士大约在 10～15cm 为宜。枕头也不能太宽太轻，宽度最好在相当于肩至耳的距离即可，柔软度以易变形为度。久坐伏案工作的人，勿忘颈部保健，要经常起身抬头活动颈部，防止颈肌慢性劳损。

闪　腰

"闪腰"在医学上称为急性腰扭伤，是一种较常见的病，大多是因为姿势不正确、用力过猛、活动剧烈及外力碰撞等造成软组织受损所导致而成的。一旦发生闪腰，要及时妥善施治，并注意休息。

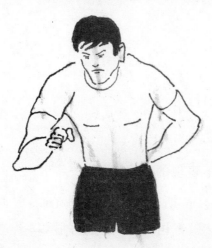

表现

伤后会出现腰部持续剧痛，局部出血、肿胀，俯、仰、卧等活动时感到困难，并在咳嗽、打喷嚏、大小便时疼痛加剧。

现场急救

（1）一旦出现闪腰的情况，闪腰者应采取俯卧姿势，救助者可用双手掌在患者脊柱两旁，从上往下边揉边压，至臀部向下按摩到大腿下面、小腿后面的肌群，按摩几次后，在最痛的部位用大拇指按摩推揉几次。

（2）可以让患者与救助者靠背站立，双方将肘弯曲相互套住，然后救助者低头弯腰，把患者背起来，并轻轻左右摇晃，同时患者应双脚向上踢，大约3～5分钟后放下，通常几次之后，腰痛会逐步好转。

（3）急性期用湿毛巾放扭伤处冷敷半小时。

（4）把炒热的盐或沙子包在布袋里，闪腰48小时后热敷扭伤处，每次半小时，早晚各一次，当然千万不要烫伤皮肤。

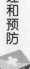

急性酒精中毒

表现

1. 有过量饮酒的行为

2. 有中毒的表现

3. 急性酒精中毒表现的三个阶段

（1）第一阶段为兴奋期。表现为眼部充血，颜面潮红或苍白，头昏，轻微眩晕，人有欣快感，言语增多，逞强好胜，口若悬河，夸夸其谈，自控力减低；语言增多，举止轻浮，有的表现粗鲁无礼，感情用事，打人毁物，喜怒无常。绝大多数人在此期都自认没有醉，继续举杯，不知节制。有的则安然入睡。

（2）第二阶段为共济失调期。表现为动作不协调，动作笨拙，步态不稳，步态蹒跚，身体失去平衡，语无伦次，发音含糊，可有呕吐。

（3）第三阶段为昏睡期。表现为沉睡不醒，颜面苍白，皮肤湿冷，口唇微紫，心跳加快，呼吸缓慢而有鼾声，瞳孔散大。还可能出现高热、休克、颅内压增高、低血糖等症状。严重者昏迷、抽搐、大小便失禁、呼吸衰竭乃至死亡。纯酒精对大多数成人的致死量约为 $250\sim500\mathrm{mL}$。

现场急救

出现急性酒精中毒第三阶段表现时应紧急拨打 120 电话呼救。仅出现第一阶段或第二阶段表现的中毒者，如卧床休息后还出现脉搏加快、呼吸减慢、皮肤湿冷、烦躁等现象，也应尽快呼救。

（1）仅为兴奋期中毒者无需治疗，兴奋躁动的人必要时加以约束。

（2）共济失调期中毒者应休息，避免活动以免发生外伤。

（3）前两期中毒者可喝些果汁、绿豆汤，生吃梨、西瓜、橘子之类的水果来解酒。

（4）前两期中毒者可以用刺激咽喉的办法（如用筷子、手指等）引起呕吐反射，将酒等胃内容物尽快呕吐出来。

（5）中毒者应卧床休息，休息时要注意保暖。

（6）中毒者应取平卧位，头偏向一侧，以免呕吐物堵塞中毒者的呼吸道。

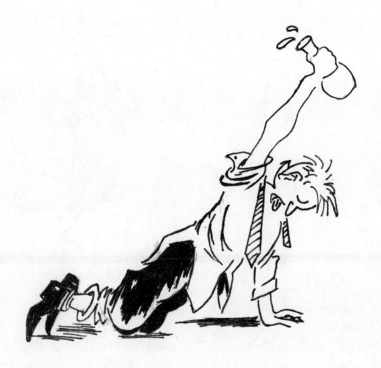

急性毒品中毒

表现

1. 有吸毒行为

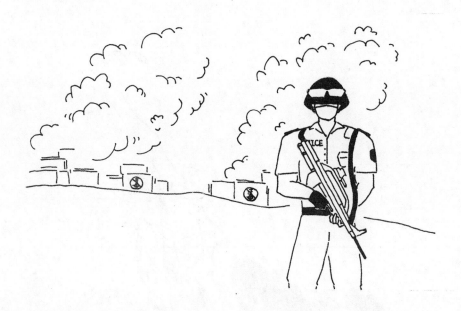

2. 有中毒的表现

（1）初期中毒者可出现兴奋不安、头痛、醉酒样神态、眩晕、歇斯底里、呕吐、抽搐、昏睡、皮肤苍白或发绀、脉搏缓慢而弱、呼吸深而慢、肌肉松弛。

（2）中毒者多出现昏迷，瞳孔缩小。

（3）可发生呼吸、心跳停止，严重者可迅速死亡。

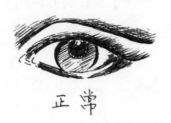

正常

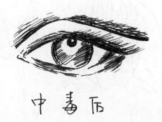

中毒后

现场急救

（1）保留好中毒者身边的物品，如丢弃的注射器等，以备查明中毒物品的种类。

（2）中毒者应平卧位，头偏向一侧，及时清理口腔内呕吐物，防止呼吸道分泌物或胃肠呕吐物堵塞呼吸道，造成窒息。

（3）中毒者被送往医院的同时，应给予吸氧。

（4）注意保暖。

（5）心跳、呼吸微弱或已停止者，立即进行心肺复苏，切忌只顾呼救，把中毒者放置不做处理，而失去最宝贵的抢救时间；要始终坚持，不要轻易放弃，一直坚持到急救医师来到现场。

煤气中毒

可以引起煤气中毒的情况有：使用煤炉取暖、使用燃气热水器洗澡、涮火锅、烧烤食物、汽车静止时长时间使用空调等。

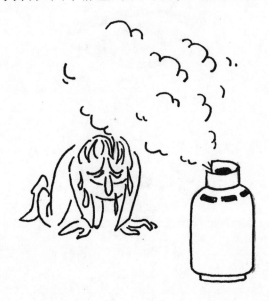

表现

患者中毒后,颌面及口唇表现为樱桃红色。根据吸入煤气的浓度及吸入的时间长短,发生的中毒可有轻、中、重度之分,分别表现如下:

(1)轻度中毒者感到头疼、心慌、全身乏力、恶心、呕吐。

(2)中度中毒者可表现为嗜睡、神情淡漠或烦躁不安。

(3)重度中毒者可表现为昏迷、大小便失禁、呼吸循环衰竭,甚至死亡。

现场急救

中、重度中毒者应紧急拨打120电话呼救。轻度中毒者也应尽早到医院进行高压氧舱治疗,减少后遗症。

(1)立即使中毒者脱离中毒的环境至通风处,呼吸新鲜空气。而且也要对中毒环境进行开窗、开门等通风处理,防止再度发生中毒或继发爆炸、燃烧。

（2）如需进入室内救助他人，应先确定安全再进入。如有爆炸、火灾的危险应先避险，并向110、119报警。

（3）将中、重度中毒者送往医院的同时，应给予吸氧。

（4）发生昏迷时按昏迷处理原则处理。

（5）注意保暖。

（6）轻度中毒者应安静休息，避免活动后加重心、肺负担及增加氧的消耗量。待病情稳定后，到医院进一步检查治疗。

（7）心跳、呼吸微弱或已停止者，立即进行心肺复苏，切忌只顾呼救，而把中毒者放置不做处理，从而失去最宝贵的抢救时间；要始终坚持，不要轻易放弃，一直坚持到急救医师来到现场。

预防

（1）要注意通风：屋里生火炉、烧炕取暖时，不要把门窗关得太严，要注意通风换气。

（2）防止烟道堵塞和漏气：用炕炉或火墙取暖时，要经常检查烟道和烟囱，还要检查炕缝、火墙缝，如果漏烟，要抹好，烟孔要勤掏。免得堵塞，使煤气进入屋里。

（3）白天用的取暖水，晚上最好搬到外面。在生炭火盆或用煤球炉、蜂窝煤炉取暖时，一定要在屋外点好，等火着旺后再搬到屋里来，晚上睡觉前要搬到屋外去。同时还必须注意防火。

（4）取暖炉一定要装烟筒。在屋内用煤炉取暖时一定要安装烟筒，烟筒接口要严，安装烟筒时应注意风向，不要让风把煤气吹回室内。同时要经常检查烟筒，如有裂缝、破损的地方，要及时修补好。

（5）晚上睡觉时，最好不要封火，如果要封火，煤不要压得太多，防止把烟道堵死，发生中毒。

（6）同院邻居之间，每天早晚要互相照应，一旦发生中毒，可以及时发现，及时抢救。

天然气中毒

判断

患者有使用天然气烹调或从事其他活动的行为,并有中毒的表现。

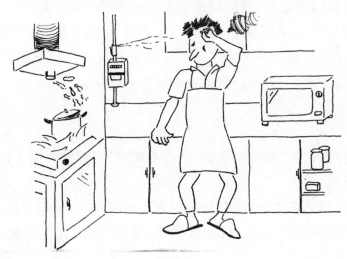

表现

(1)主要表现为窒息。

(2)早期有头晕、头痛、恶心、呕吐、乏力、心动过速、注意力不集中、血压偏高等。

(3)严重者出现双眼发直、肺水肿、脑水肿症状。患者咳白色或血性泡沫痰,呕吐,大小便失禁或尿潴留,昏迷,呼吸困难,抽搐,四肢强直,可出现无任何意识活动,不言不语,无表情,对呼唤、触压均无反应等类似于植物人的症状。

现场急救

(1)迅速让中毒者脱离中毒现场,移至有新鲜空气的地方。

（2）将中毒者送往医院的同时，应给予吸氧。昏迷者取平卧位，头偏向一侧，及时清理口腔内呕吐物，以维持呼吸道通畅。注意保暖。

（3）心跳、呼吸微弱或已停止者，立即进行心肺复苏，切忌只顾呼救，而把中毒者放置不做处理，从而失去最宝贵的抢救时间；要始终坚持，不要轻易放弃，一直坚持到急救医师来到现场。

（4）经现场紧急处理，中毒者仍未恢复的，出现昏迷、呼吸困难、四肢强直时应紧急拨打120电话呼救并尽快送医院救治。

预防

预防关键要防止井喷、管道和容器泄漏，控制天然气溢出和大面积扩散。具体措施如下：

（1）对接触天然气的工人进行安全、合理使用防护用品和现场抢救的知识教育。

（2）生产过程中应加强设备、容器的定期维修工作，使之保持完好状态，严防跑、冒、滴、漏等事故发生。

（3）钻井要把好地层关，在钻开油气层时必须平衡钻井和控制井压，防止井喷。

（4）上岗人员必须携带防毒面具，井场需配置一定的氧气呼吸器或供氧器，以便进行特殊作业和执行抢救措施。

（5）在井喷失控和井口天然气严重泄漏的特殊情况下，要进行抢险作业。作业人员必须佩戴氧气呼吸器或供氧器，要加强与作业人员的联系，采用替换作业的办法，以保障作业人员的安全。同时应有组织地疏散周围人员，将他们转移到上风向安全地带，避免发生大面积的中毒事故。

沼气中毒

判断

患者有使用沼气(即甲烷)烹调或从事其他活动的行为。

表现

(1)轻度中毒产生头痛、头晕、恶心、注意力不集中、动作不协调、乏力、四肢发软等症状。

(2)如空气中甲烷含量超过 45%～50% 时就会因严重缺氧而出现呼吸困难、心动过速、昏迷乃至死亡。

现场急救

(1)迅速让中毒者脱离中毒现场,移至有新鲜空气的地方。

(2)将中毒者送往医院的同时,应给予吸氧。昏迷者取平卧位,头偏向一侧,及时清理口腔内呕吐物,以维持呼吸道通畅。注意保暖。

(3)心跳、呼吸微弱或已停止者,立即进行心肺复苏,切忌只顾呼救,而把中毒者放置不做处理,从而失去最宝贵的抢救时间;要始终坚持,不要轻易放弃,一直坚持到急救医师来到现场。

预防

沼气中毒是完全可以预防和避免的,一是在清理沼气池时,提前两天打开沼气的出料、进料口和气门,让停留在沼气池中的沼气通过空气流通跑净;二是下池操作不必过急,时间不宜过长,如感到不舒服应立即出池,离开沼源。

硫化氢气体急性中毒

日常生活中,腌渍池、下水道、污水沟、垃圾堆、粪池以及通风不好的场所均有硫化氢存在,在这些场所滞留和工作过的人都可能发生中毒。

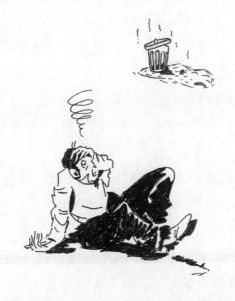

家庭一般意外事故应急处理和预防

表现

吸入高浓度硫化氢后,中毒者的呼吸肌立即麻痹,呼吸即刻停止,闪电般死亡,是硫化氢气体中毒的典型表现。

现场急救

(1)应紧急拨打120电话呼救或尽快送往医院急救。

(2)施救者必须在有严密的个人防护条件下才能进入现场救护,进入硫化氢现场的救援人员必须佩戴供氧式防毒面具工作,同时要身系救护带,否则会造成救护者中毒。

（3）危险区外要有人监护，救援人员切勿在未佩戴任何防护用品的情况下贸然进入现场实施营救。

（4）让中毒者迅速脱离有毒环境。

（5）心跳、呼吸微弱或已停止者，立即进行心肺复苏，切忌只顾呼救，而把中毒者放置不做处理，从而失去最宝贵的抢救时间；要始终坚持，不要轻易放弃，一直坚持到急救医师来到现场。

预防

（1）加强安全生产管理，建立健全安全生产制度和操作规程。

（2）平时做好危险危害风险评估和危险危害作业场所辨识，制定并不断完善生产安全事故应急救援预案。

（3）应采用有效的职业安全卫生防护设施，为劳动者提供有效的个人防护用品。

在可能存在硫化氢的工作场所的醒目位置，应当设置区域警示线、警示标志和中文警示说明，并设置通讯报警装置。

对职业病防护设备、应急救援设施、通讯报警装置和个人防护用品，应当进行定期维修、检修，定期检测其性能和效果，确保其处于正常状态，不得擅自拆除或停止使用。

对于一些有有效期规定的防护用品、材料等，应当及时更换，确保其效能。

（4）对劳动者进行上岗前、在岗期间和定期职业安全卫生知识教育、防毒救护和自救互救训练，督促劳动者遵守安全生产制度和操作规程，指导其正确使用职业安全卫生防护设备、设施和个人防护用品。劳动者经安全卫生考核合格，方可上岗作业。

此外，用人单位应做好劳动者就业前和定期职业性健康检查，凡患有呼吸系统疾病、明显神经官能症、内分泌、自主神经功能紊乱、眼结膜及角膜疾患、慢性鼻炎及咽喉炎、鼓膜穿孔等，不宜安排接触硫化氢的作业。

(5)制定并不断完善硫化氢中毒事故应急救援预案,并定期组织演练。事故应急救援预案和演练记录应申报当地安全生产监督管理等部门备案。

(6)在维护、检修存在硫化氢的生产装置前,必须事先制订维护、检修方案,明确中毒危害防护措施,确保维护、检修人员的生命安全和身体健康。

在需要进入存在硫化氢危险危害的设备、容器或者狭窄封闭场所作业时,用人单位应当事先采取下列措施:

①保持工作场所有良好的通风,确保工作场所空气中硫化氢浓度符合国家职业接触限值要求;

②空气中存在高浓度的硫化氢气体时,为劳动者应配备隔绝式防毒面具(如空气或氧气呼吸器);

③设置现场监护人员和现场救援设备。

(7)除采取以上措施外,从事可能接触硫化氢的生产作业还应采取一些特殊预防措施,如:

①在从事下水道、蓄粪池、井底、污泥池等作业时,作业工人要佩戴合格防毒面具,身上缚以救护带,设置通讯报警装置,另有人在危险区外监护,并应注意现场通风换气和备有救生设备。作业前,要进行预防与急救训练及上岗前体检;

②硫化染料工业产生的硫化氢气体,应有密闭反应器,并安装机械排气系统,排出的废气可用碱液中和吸收,硫化氢及含硫的工业废水排放前必须采取净化措施;

③根据各行业、各企业的生产性质和特点,制定相应的预防控制对策措施。

汽油吸入急性中毒

判断

患者有接触汽油的行为，比如从事汽车维修工作、加油站工作等。

表现

1. 轻度中毒

轻度中毒者可出现头晕、头痛、乏力、胸闷、心慌、腹痛、腹泻、复视、视物模糊、恶心、呕吐、醉酒样症状等，少数患者可有短暂意识丧失、肢体震颤，以及幻觉、抑郁、多语等精神症状。

2. 重度中毒

重度中毒者可致中毒性脑病（四肢抽搐、痉挛、谵妄或昏迷）、中毒性精神病、化学性肺炎、肝损害甚至呼吸心搏骤停。高浓度时可致呼吸肌麻痹。

现场急救

（1）皮肤被汽油污染可用酒精或肥皂水清洗。

（2）眼结膜刺激者可用2‰碳酸氢钠冲洗。

（3）吸入汽油烟雾感到不适时应尽快离开污染区，呼吸新鲜空气，并可吸氧。

（4）口服中毒者，不宜催吐。

（5）对较重的中毒者，注意保持呼吸道通畅，防止呕吐物导致窒息，并及时送往医院。

（6）昏迷者应给予吸氧。

（7）如不慎吸入高浓度汽油或误服汽油后出现头晕呕吐、视物模糊、心慌气促、行为及神志异常时应及时拨打120电话呼救。

预防

(1)对汽油的毒性要有足够的认识,不可麻痹。工作中必须严格遵守有关操作规程。

(2)国家规定汽油蒸气的最高容许浓度为 $350mg/m^3$,所以生产、储存、使用场所的空间汽油浓度均应在此卫生标准以下,以确保安全生产。

(3)特别要注意防止汽油泼洒、渗漏,注意工作场所的通风。

(4)严禁用嘴吸取汽油,特别是含铅汽油。禁止用含铅汽油灌装打火机。禁止用含铅汽油洗涤汽车零件和衣服。

(5)接触汽油操作应穿工作服,戴防护手套,下班时要用肥皂、清水洗净手、脸,有条件最好洗澡。不要接触汽油后就立即吃食物、抽烟。

(6)油库工作人员不要随意进入油罐内清扫底油。如需要清洗油罐时,应先采取自然通风或机械通风等办法,降低罐内汽油蒸气的浓度。进罐人员必须穿上工作服、胶鞋,戴橡皮手套,必要时还要戴上过滤式防毒面具,系上保险带和信号绳。另外,油罐外面应有专人守护,随时联系,也便于轮换作业。每人连续工作时间不宜超过15分钟。

(7)工作中发现有头晕、头痛、呕吐等汽油中毒症状时,应立即停止工作,到空气新鲜的地方休息。严重者应尽快送往医院救治。

(8)从事接触汽油作业者,就业前均应进行健康检查。若患有神经系统疾患、内分泌疾患、心血管疾患、血液病、肺结核、肝脏病等,不宜从事此类工作,在定期健康检查中,凡确诊上述疾病的患者均应调离接触汽油工作,进行治疗与疗养。妊娠及哺乳期妇女亦应暂时调离。

有机磷农药中毒

判断

患者有使用、误服、有意服用有机磷农药的行为。常用的有机磷农药有：敌敌畏、乐果、敌百虫、对硫磷（1605）、内吸磷（1059）、甲拌磷（3911）、甲基对硫磷（甲基 1065）、马拉硫磷（4049、马拉松）等。

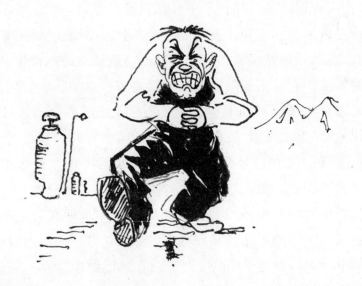

表现

（1）恶心、呕吐、腹痛、腹泻。

（2）瞳孔缩小，这是有机磷农药中毒的特点之一。

（3）大量出汗及流涎。

（4）肌肉震颤，表现为四肢抖动；肌肉抽搐，开始往往以面部小肌肉群为主，表现为面部肌肉抽动。

（5）可发生呼吸困难。

（6）头痛头晕、烦躁不安、昏睡，严重者陷入昏迷。

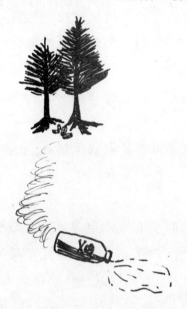

现场急救

发生有机磷农药急性中毒都应紧急拨打 120 电话呼救。

（1）应立即离开现场，至空气新鲜流通的地方。

（2）如衣服上沾有农药，应立即脱去衣服，并用肥皂或其他碱性溶液将身体充分洗净。但注意敌百虫中毒者不能用碱性液。

（3）如中毒者神志清醒，可用手指、筷子等刺激咽部的方法引起呕吐，将胃内的农药吐出来。

（4）注意保暖。

（5）要保留好中毒者身边的物品，如空瓶、脱下的衣服，以备医生做毒物分析。

处理原则

重症和延误治疗常致死亡。抢救成功的关键:

(1)彻底清除呼吸道、胃肠道和皮肤上的毒物。

(2)解毒剂应足量应用,同时用胆碱酯酶复活剂。

(3)严密观察和守护患者,防止病情反复。

(4)加强支持治疗。

(5)注意心、肝和肾等重要脏器的保护,危重者可用激素。

预防

(1)加强农药的管理,建立规章制度,宣传农药的知识,要有专人保管,家中存放应妥善安置,教育家人尤其是儿童勿乱动。

(2)禁止用剧毒类农药灭虱蚊、苍蝇,禁止向人体或衣物上喷洒。使用农药人员应穿长筒靴、长袖衣、戴帽子和口罩,用毕换去衣服,彻底清洗皮肤。

(3)哺乳期妇女最好不接触农药。

(4)禁用农药的包装袋放置粮食或衣物。

(5)禁食被农药毒死的牲畜及家禽。

(6)发现可疑患者应立即送往医院救治。

食物中毒

食物中毒是指进食有毒食品引起的中毒。食物中毒通常分为细菌性食物中毒,如细菌性痢疾、肉毒杆菌中毒等;真菌性食物中毒,如毒蘑菇中毒、黄曲霉毒素中毒等;有毒动植物食物中毒,如河豚、动物腺体(甲状腺)、四季豆、发芽马铃薯、黄花菜等;化学性食物中毒,如食用被亚硝酸盐、鼠药、农药污染的食物所致的中毒。

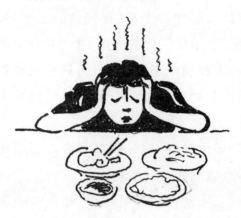

判断

进食过不洁、有毒或化学物质污染的食品。各类食物中毒虽然病因不同，但临床表现多具有以下特点：

（1）在食用过不洁、有毒或化学物质污染的食品数分钟到数小时内，出现临床症状相同或极其相似的一批中毒者；病情轻重可与摄入的食品量呈正相关性，即食入越多，症状越重，因中毒者体质不同，也可出现食量少而病情重，但必定是进食过此种食物；未食者不发病；停止食用此种食物后无新病例出现。

（2）多以急性胃肠道症状为主，可有恶心、呕吐、腹痛、腹泻，部分患者可有发热、便血、头晕、乏力，甚至抽搐、肌肉麻痹、意识模糊等表现。

（3）病程较短，多在数天内好转，人与人之间不传播。有一定的季节性，如夏秋季多发细菌性食物中毒。

现场急救

中毒者呕吐频繁，腹泻剧烈，伴发热、有头痛、眼肌麻痹以及中枢神经系统症状者，应及时呼救，以免延误病情。

（1）有头痛、眼肌麻痹以及中枢神经系统症状者，症状较重者或化学性食物中毒者,应紧急拨打 120 电话呼救或尽快送往医院急救。

(2)一般来说,如果进食量少,仅有轻微的恶心等不适者,停止进食可疑食物,适当休息,给予易消化的流质、半流质饮食及对症药物即可。

(3)一旦怀疑发生食物中毒,应立即封存可疑食物,保留呕吐物等,以备卫生检疫部门检验处理。中毒者就诊时应向大夫说明可疑食物的情况,以利诊治。

(4)中毒者应卧床休息(菌痢等病患者应注意隔离),给予易消化的流质、半流质饮食,腹痛剧烈者暂禁食。

(5)发生严重或多人食物中毒时,应严格按有关法规及时向当地卫生防疫部门报告,以便及时进行处置,防止疫情扩散。

预防

(1)冷藏食品应保质、保鲜,动物食品食用前应彻底加热煮透,隔餐剩菜食前也应充分加热。

(2)腌腊罐头食品,食前应煮沸 6～10 分钟。

(3)禁止食用毒蕈、河豚等有毒动植物。

(4)防止食品被细菌污染。首先应该加强对食品企业的卫生管理,特别加强对屠宰厂禽畜宰前、宰后的检验和管理。禁止使用病死禽畜肉或其他变质肉类。醉虾、腌蟹等最好不吃。食品加工、销售部门及食品饮食行业、集体食堂的操作人员应当严格遵守食品卫生法,严格遵守操作规程,做到生熟分开,特别是制作冷荤熟肉时更应该严格注意。从业人员应该进行健康体检,合格后方能上岗,如发现患有肠道传染病及带菌者应及时调离。炊事员、保育员有沙门菌感染或带菌者,应调离工作,待 3 次大便培养阴性后才可返回原工作岗位。

(5)控制细菌繁殖。主要措施是冷藏、冷冻。温度控制在 2℃～8℃,可抑制大部分细菌的繁殖。熟食品在冷藏中做到避光、断氧、不被重复污染,其冷藏效果更好。

（6）高温杀菌。食品在食用前进行高温杀菌是一种可靠的方法，其效果与温度高低、加热时间、细菌种类、污染量及被加工的食品性状等因素有关，根据具体情况而定。

扁豆中毒

扁豆又称四季豆、豆角、菜豆角等，是一种常见蔬菜，如食用贮存过久的扁豆或烹饪不当（如未烧熟）时，其内含的毒素未被破坏，食用后可致中毒，中毒程度多与进食量有关。

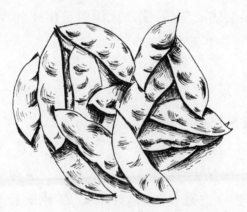

判断

患者食用过贮存过久或烹饪不当（如未烧熟）的扁豆。

表现

（1）扁豆中毒的症状以胃肠道症状为主。在进食未煮熟的扁豆30分钟至数小时内，可出现恶心、呕吐、腹痛、腹泻等不适症状。

（2）少数中毒者还出现发热、心慌、胸闷、头晕、乏力等。

（3）扁豆中毒一般呕吐、腹泻后可自行好转，无明显后遗症。

（4）如果进食量较大，有频繁呕吐、剧烈腹泻则应及时就诊。

（5）由于未煮熟的扁豆含有两种毒素，可对血液系统产生不良影响，故如中毒者出现溶血等表现也应立即就诊。扁豆中毒多与进食量有关，如果进食量不大，症状较轻者，经呕吐、腹泻后多可自行好转。

现场急救

发生扁豆中毒后应立即采取应急措施，可先饮浓茶水 500～600mL，然后用手指或筷子刺激咽喉、舌根，将吃的饭菜吐出来，如此反复 2～3 次。随后口服牛奶、蛋清或浓米汤以保护食道和胃黏膜，并注意休息。有条件者可给予 4% 碳酸氢钠溶液 100mL 内服，因皂素在碱性环境中极易水解。经上述处理后，症状无缓解且出现颜面苍白、黄疸、脉搏快而弱者，应立即送往医院救治。

预防

预防的方法非常简单，只要把扁豆煮熟焖透就可以破坏毒素。炒扁豆时，每一锅的量不应超过容量的一半。用油煸炒后，加适量的水，盖上锅盖，保持 100℃小火焖上 10 余分钟，并用铲子翻动扁豆，使它均匀受热。此外，购买时要挑选嫩豆角，最好不买、不吃老扁豆。加工前，最好把扁豆两头的尖及荚丝去掉，在水中浸泡 15 分钟，这样吃起来比较放心。特别提醒集体用餐单位，如建筑工地食堂、机关学校集体食堂、饭店招待所食堂等，必须遵循完全熟透的原则，不可马虎。

亚硝酸盐中毒

亚硝酸盐类食物中毒又称肠原性青紫病、发绀症，是指食入含亚硝酸盐类食物引起的一系列中毒症状。发病急，通常潜伏期 1～3 小时，短可 10～15 分钟,长可 20 小时。一般为经口误服所致。

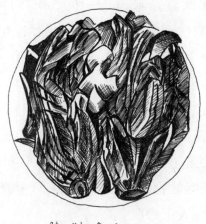

腌制食品

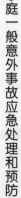

判断

(1)进食较多含有硝酸盐(腐烂)的蔬菜,如菠菜、芹菜、大白菜、小白菜、萝卜叶、荠菜等,另外还有苦井水、蒸锅水。

(2)进食新鲜腌制的咸菜。

(3)误将亚硝酸盐当做食盐食用。

表现

(1)主要表现为口唇、舌尖、指尖青紫,重者眼结膜、面部及全身皮肤青紫。

(2)可恶心、呕吐、腹痛、腹泻。

(3)头晕、头痛、嗜睡或烦躁。

(4)乏力、心跳加速。

(5)严重者呼吸困难、惊厥、昏迷、大小便失禁。

现场急救

症状严重应紧急拨打急救 120 电话呼救,轻症一般不需要治疗。症状严重者在呼救或送往医院抢救的同时可做如下处理：

（1）催吐：可一次饮温开水 500～1000mL，后用手刺激咽后壁或舌根部引起呕吐，重复数次至呕吐物澄清，最后饮凉牛奶以保护胃黏膜。

（2）导泻：可口服 10％枸橼酸镁或硫酸镁 150～250mL。

（3）可大量饮水，但如出现腹痛，一定禁水。

（4）发生呕吐应注意清理口腔内呕吐物，保持呼吸道通畅。

（5）发生惊厥时需防跌伤。将用纱布裹好的压舌板置于上下牙间，以防舌咬伤。若牙关紧闭，不要强行撬开。应平卧，头转向一侧，及时清除口腔内的分泌物或呕吐物，以防窒息。一旦窒息，要清除口腔内分泌物或呕吐物，并立即行人工呼吸。

（6）发生休克和昏迷时应立即使中毒者平卧，头侧位，不垫枕。发生呕吐应注意清理口腔内呕吐物，以保持呼吸道通畅，有条件者吸氧。

预防

（1）蔬菜应妥善保存，防止腐烂，不吃腐烂的蔬菜。

（2）吃剩的蔬菜不可在高温下存放长时间后再食用。

（3）勿食大量刚腌的菜，腌菜时盐应多放，至少腌至 15 天以上再食用。

（4）肉制品中硝酸盐和亚硝酸盐用量要严格按国家卫生标准规定，不可多加；苦井水勿用于煮粥，尤其勿存放过夜。

（5）防止错把亚硝酸盐当食盐或碱面用。

镇静催眠药中毒

判断

有误服或有意服用镇静催眠药物的行为。常用的镇静催眠药物有苯巴比妥(鲁米那)、司可巴比妥钠(速可眠)、氯丙嗪(冬眠灵)、地西泮(安定)、艾司唑仑(舒乐安定)等。

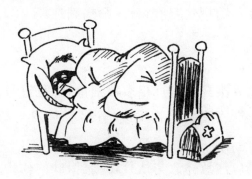

表现

(1)头晕、记忆力减退、嗜睡、共济失调、知觉消失、腱反射消失,严重者昏迷、抽搐,瞳孔缩小或扩大、对光反应消失。

(2)呼吸速率减慢,呼吸节律可不规则。严重时呼吸困难,出现发绀。

(3)脉搏加速或减慢,血压下降。

现场急救

轻度中毒者神志尚清,生命指征平稳,可由家人护送到医院。中度中毒和重度中毒应紧急拨打 120 电话呼救。

(1)中毒者宜平卧,尽量少搬动头部。

(2)如中毒者神志清醒,马上劝其喝下洗胃液,如温开水或自来水,然后可用手指、筷子等刺激舌根引起呕吐,反复催呕洗胃,直到吐出的液体与喝下的液体颜色相同为止。

(3)在将中毒者送医院时应尽可能搜寻其留下的药瓶、药袋和呕吐物,以留作毒物鉴定,供诊断时参考。

(4)将中毒者送往医院的同时,应给予吸氧。昏迷者取平卧位,头偏向一侧,及时清理口腔内呕吐物,以维持呼吸道通畅。注意保暖。

家庭一般意外事故应急处理和预防

(5)心跳、呼吸微弱或已停止者,立即进行心肺复苏,切忌只顾呼救,而把中毒者放置不做处理,从而失去最宝贵的抢救时间;要始终坚持,不要轻易放弃,一直坚持到急救医师来到现场。

安全提示

(1)应用巴比妥类药物应严格掌握剂量,防止过量而引起中毒反应。

(2)用药后应严密观察药物反应情况,一旦发生药物过量反应及早采取救治措施。

(3)恢复期仍应注意休息与饮食,应服保肝的药物。

(4)由于严重苯巴比妥中毒者可出现惊厥,呼吸不规则甚至停止,引起脑水肿,均可使脑细胞严重缺氧,影响智力发育。若抢救不及时,损害神经系统,可能导致痴呆、反应迟钝、瘫痪等后遗症。

(5)要防止药物的依赖性。长期服用大量催眠药的人,包括长期服用苯巴比妥的癫痫患者,不能突然停药,应逐渐减量、停药。

公共场所意外事故的应对和预防

公交车着火

公共汽车发生火灾是大家都不愿看到的。引起火灾的原因有很多种,如拥挤的公共汽车上有人玩弄打火机,不慎将衣服烧着,或因机件故障漏油遇到明火引起火灾等,一旦遇到这些情况应采取怎样的逃生措施呢?

现场急救

(1)行车途中汽车突然起火,驾驶员应立即熄火,使用一切安全方法切断电源。

(2)由乘务人员疏散车内人员下车,千万不要慌张,不要拥堵车门,逃离车厢时应用衣服捂住嘴,尽量屏住呼吸,弯腰离开车内。

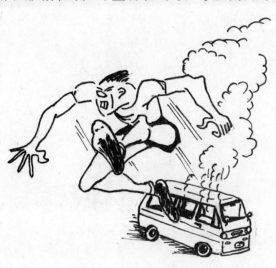

（3）如车门碰撞变形，无法打开，可从前后挡风玻璃、车顶的出口或车窗处脱身。迅速找到逃生锤，一般放在两侧的玻璃之间，在玻璃窗的角上砸烂玻璃。

（4）当身体已经着火时，应立刻向有水源的地方滚动，边滚边脱去身上的衣服，不要张嘴深呼吸或大声喊叫，以免烟火灼伤呼吸道。

（5）离开汽车后，不要急于脱掉粘在烧伤皮肤上的衣服，大面积的烧伤可用干净的布单或毛巾包扎，尽量多喝些水或饮料。

（6）车内人员安全救出时，用车上的灭火器进行灭火，不要用水或拍打的方法灭火，如果车上没有灭火器，可用砂土、湿麻袋等物品压火。

翻　车

外出时，交通事故是常见的路中灾难，万一不幸被自己遇上了，该采取什么样的方法进行自我保护呢？这是每个驾驶员和乘客必须要掌握的。如出现急转弯翻车，会先有一种急剧转向、车身向一侧飘起的感觉。如出现纵向翻车，通常会出现先前倾或后倾，车头或车尾翘起的感觉。掉沟翻车，车身会先慢慢倾斜。

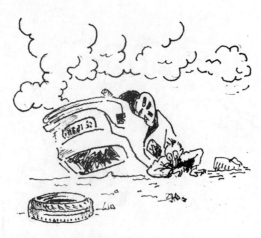

现场急救

（1）遇到翻车时，乘车人绝不能盲目跳车，因为司机会减挡降低车速，如驾驶员感到已无法控制时，应尽量将车辆开到有建筑物的一边，必要时可让车体侧面与其剐撞，如旁边无任何建筑物，应紧紧抓住方向盘，两脚钩住踏板，使身体固定，随着车身翻转。

（2）如车辆从高处向下滚翻，应立刻趴到座椅下，抓住方向盘管或踏板，身体夹在变速杆或坐垫中，稳住身体，避免身体因在驾驶室里滚动而受伤。

（3）如果驾驶室是敞开式的，在预感要翻车时，应抓住方向盘。身体尽量往下躲缩，在车体翻转时，不要松手，以免身体被甩出车外。

（4）如果车辆向深沟翻滚，所有人员应迅速趴到座椅椅上，抓住车内的固定物体，使身体夹在座椅中，稳住身体，避免身体在车内滚动而受伤。

（5）翻车过程中，也可以将身体蜷缩，因为蜷身后人体受力面积变小，可减少撞击面积。而用手抱头，并用胳膊夹住两肋，可有效地保护头、内脏等主要器官。

（6）如果翻车时来得及跳下来，应向车辆运行方向的相反方向跳出，以防止跳出车外被车体压伤。

（7）若已无法避免要抛出车外时，应迅速猛蹬双腿，以增大离开危险区的距离，落地时，应用双手抱住头部，顺着惯性力的方向滚动，以减轻落地重量，避免遭受二次损伤。

汽车坠落

汽车如果坠入崖底，面对这种情况，虽然有很大的生命危险，但也要掌握求生技巧。

现场急救

(1)汽车在翻滚时,千万要避免身体在驾驶室里滚动,以免被铁质器物撞伤。

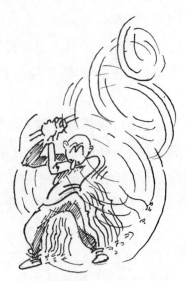

(2)如果车辆不是在剧烈的翻滚中下坠,那么在下坠的过程中,看清下坠方向的地理情况,以便落地后采取适当的脱离措施。

(3)当看到汽车即将坠到地面时,应缩头弓背,双手抓紧车上固定物体,做好冲击的准备。

(4)若来得及调整身体姿势,可让腿部朝着坠地方向,保护头部,以免受到致命创伤。

汽车落水

很多事情我们无法预料,但如果发生突如其来的事情时,我们不得不想办法来自救。当车辆落水时,不要因恐惧而放弃最后的一线生机,更不要以一种听天由命的心态去面对,一定要抓住最后一线希望。

现场急救

(1)汽车落入水中,车内人员应迅速判断水底状况和水流方向,估计水深,如果汽车掉入落差较大的水中,应尽量抓住车厢内的固定物,以降低车厢入水时的碰撞。

(2)如果水不算太深,没有淹没整个车身,这时应等到汽车稳定后,再设法从安全的出处离开车辆。

(3)如果车厢被水淹没或正在下沉,这时不要急着去打开车门,因为此时的水压很大,也难以将车门打开,使用车厢内的安全锤将车窗玻璃敲碎,在深吸一口气后,及时浮出水面。

(4)如岸边无人救护,神志清醒时,应尽量采用仰卧位,身体挺直,头部向后,这样可使口、鼻露出水面,继续呼吸。

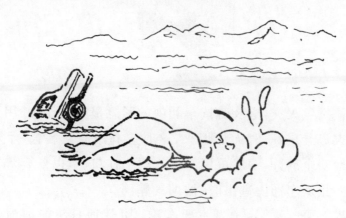

地铁失火

地铁一般都有完善的防火、灭火设施,我们可以看到,在每节车厢的两个内侧车门的中间座位下,放有干粉灭火器,在每节车厢的前后也贴有"报警开关"的标志,地铁列车一旦失火,这些防灾系统及控制指挥系统对人员逃生及疏散起着至关重要的作用。当然,是否具有消防意识和自救常识也十分重要。车厢停电,并有异味、烟雾等异常情况,都有可能是地铁失火。

现场急救

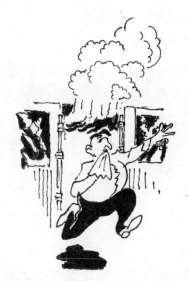

(1)地铁发生火灾,应及时按车厢内的紧急报警按钮,并用干粉灭火器扑火,如火势严重,一时无法熄灭,这时应利用应急装置,手动将车门打开,有序地安全离开,一般可用厚重衣物捂住口鼻,以低姿势迅速穿过浓烟区,以防止从车厢内逃出时,被烟气熏倒。

(2)如果衣服着火了,千万不要奔跑,可就地打滚或请他人协助用其他厚重衣物将火压灭。

(3)听从乘务人员指挥,有序疏散,在疏散过程中要注意脚下异物。

地下着火抢险备忘

包括地铁在内的地下建筑一旦发生火灾,损失往往十分严重,因此在抢险时一定要注意:

(1)地铁里面客流量大,人员集中,一旦发生火灾,极易造成群死群伤。

(2)地铁列车的车座、顶棚及其他装饰材料大多可燃,容易造成火势蔓延扩大;有些塑料、橡胶等新型材料燃烧时还会产生毒性气体,加上地下供氧不足,燃烧不完全,烟雾浓,发烟量大;同时地铁的出入口少,大量烟雾只能从一两个洞口向外涌,与地面空气对流速度慢,地下洞口的"吸风"效应使向外扩散的烟雾部分又卷吸回来,容易令人窒息。

(3)地铁内空间过大,有的火灾报警和自动喷淋等消防设施配置不完善,起火后地下电源可能会被自动切断,通风空调系统失效,失去了通风排烟作用。

(4)大量有毒烟雾和黑暗给疏散和救援工作造成困难。

商场失火

随着人们生活水平不断提高,逛商场成了很多市民的一种业余消遣,但值得注意的是,逛商场时,一旦出现失火,一定要沉着应对,不要因惊慌而浪费了逃生的时间。

乘客要牢记三个"不要"

(1)不要贪念财物。不要因为顾及贵重物品,而浪费宝贵的逃生时间。

(2)不要盲目地相互拥挤、乱冲乱撞。要听从工作人员指挥或广播指引,注意朝明亮处、迎着新鲜空气移动。

(3)身上着火,千万不要奔跑,可就地打滚或用厚重的衣物压灭火苗。

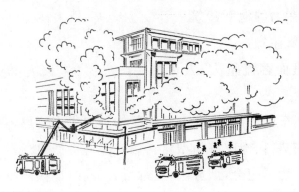

现场急救

(1)商场失火时,要保持镇静,千万不要惊慌,在紧急情况下,应马上按照疏散指示标,利用楼梯进行逃生,疏散时不要走自动扶梯或乘坐电梯。

(2)如火势严重,应就地取材,用毛巾捂住口鼻迅速逃生。当然在这种环境中,随机应变是最重要的,可以使用商场所卖的安全帽等避免烧伤,也可利用绳索、床单等作为逃生的工具。

(3)在逃生过程中,一旦人们拼命外逃,很容易造成出口堵塞,这时一定要克服盲目从众的心理,如果发现出口堵塞,应立刻选择其他逃生的通道,在无路可逃的情况下,应积极寻找避难处等待救援,通常可选择室外阳台、楼层平顶及烟雾、火势难以蔓延的房间。进入房间后须关好门窗,将间隙堵塞,如房间有水,要立刻将所有可燃物浇湿,以减缓火势和烟雾的蔓延。

拥挤踩踏

近几年来,拥挤踩踏事故时有发生,因此,如何在人口相对密集的城市中避免拥挤事故的发生,已成为人们关注的话题。专家特别提醒:在空间有限、人群相对集中的场所,如商场、楼梯、影院、酒吧、夜总会等都隐藏着潜在的危险,当身处这样的环境时,一定要提高安全防范意识。

现场急救

(1)面对混乱的场面,具有良好的心理素质是顺利逃生的重要因素,在拥挤的人群中,一定要保持警惕,不要受好奇心的驱使。

(2)遭遇拥挤的人流时,若被推倒,要设法靠近墙壁,并面向墙壁,身体蜷成球状,双手在颈后紧扣,以保护身体最脆弱的部位。

(3)踩踏事故发生后,一定要赶快报警等待救援,在医务人员到达现场前,要抓紧时间自救和互救。如发现伤者已停止心跳,要赶快做人工呼吸和胸外按压。

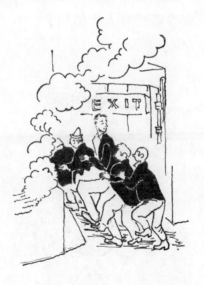

娱乐场所火灾

如今,随着人们生活水平的提高,人们往往会选择去娱乐场所消遣。

在尽兴的同时,万一发生火灾,该采取怎样的措施去应对呢?

现场急救

(1)娱乐场所发生火灾时,一定要保持清醒的头脑,首先应该从安全出口迅速逃生,逃生的过程中,因人们蜂拥而出,很容易造成出口堵塞,所以这时一定要克服盲目的从众心理,果断选择其他逃生通道。

(2)对设在楼层底部的娱乐场所可直接从窗口跳出。

(3)对于高层的娱乐场所,应选择从疏散通道、楼梯、阳台逃生。

(4)如果被火焰浓烟封锁,可将窗帘或地毯接在一起,通过窗户逃生,如一时找不到辅助救生设施,要迅速寻找避难场所,暂时逃向火势较轻的地方,向窗外发出求援信号,等待消防人员的营救,这时应尽量避免大声呼喊,以防止烟雾进入口鼻,可用水或饮料打湿衣服将其捂住,并弯腰或匍匐爬行,以减少烟气对人体的伤害。

064

遇到坏人强暴

女性晚上独行遇到流氓时,要保持冷静,采取必要的防身措施。

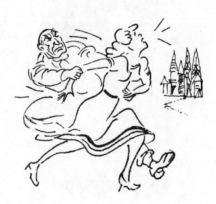

现场急救

（1）一旦遇到流氓试图实施强暴行为时，一定要保持镇静，这时可以根据不同的对象采取不同的对待方法，如想对你有不轨行为的是一个身强力壮的男性，这时，你一定要勇敢地拒绝他，并告诉他："你绝对不会得逞！"

（2）如果是一个老男人，要大声呼救，千万不要任其摆布，要勇敢地面对他，并利用随身可拿到的重物击打他，用牙咬他、用沙土迷他的眼睛，或用脚踢他的要害，趁对方疼痛之际，马上逃脱。

（3）如这些反抗都没有起作用的话，可以假装顺从他，并做出愿意配合他的样子，在他放松警惕之际，可用膝盖猛击对方要害，并马上逃离现场。

翻　船

航海时会遇到很多意外情况，如遇到大风、暗礁、撞船、船机失灵等情况，都会引发翻船的可能。在这种情况下，船上人员都会或多或少受到身体上的伤害，伤势严重者，如不迅速抢救，很有可能会造成更大伤亡。

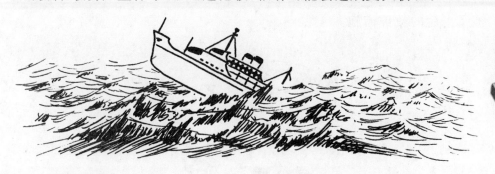

现场急救

（1）遇到这种情况，要立刻携带救护工具，救生圈、绳索、木板、小船等奔赴现场，水性好的救护者可直接进入水中抢救伤员。

（2）将人员救出后，要尽快将湿衣服脱下，用棉被给其取暖，并立即将口鼻中的泥沙清除。

（3）对于单纯的溺水者，取俯卧位，头朝下，腹部用柔软物垫高，使肺内的水从口中流出。

（4）呼吸停止者，要立即采用口对口的人工呼吸及心脏按压，对于其他溺水者，要采取不同的方法进行救护，伤势严重者，要优先送往医院。

雷 击

据相关部门统计估算，我国每年雷击伤亡人数上千人，其中死亡人数将近一半，相当于 100 次空难事故的伤亡人数。雷是带正电的云和带负电的云相碰时发生的大规模放电现象，伴随着巨大的响声和闪电。如果在放电时人离得很近就会发生触电，使人体受到伤害。雷电伤人是经常发生的，如不及时躲避或采取的措施不当，就会遭受很大的威胁。据报道，在瑞士，每百万人口当中，每年约有 10 人遭受雷击；而美国，每年死于雷击事故的人数比死于飓风的人还多。因此，我们必须掌握防雷击的方法及被雷击后的救护措施。

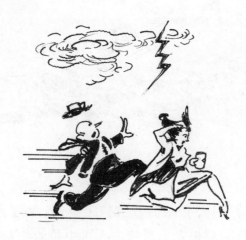

表现

人遭遇雷击后,会出现心脏停止供血、呼吸停止、神经系统损伤等情况。如雷电击中头部,并通过整个躯体传到地面,会导致人的神经和心脏停搏,很有可能当场死亡。人受雷电电流冲击后,通常会出现心跳速率不规则、心跳停止,致使血液循环中止,造成脑神经损伤,并导致死亡。有些人遭遇雷击后,会出现"假死"的症状,也有些人会出现骨折、严重烧伤及其他外伤等。

现场急救

(1)一旦发现有人被雷击中后,如触电者已昏迷,这时应把他安置成卧式或俯卧式,并使他保持温暖、舒适,并立刻进行口对口的人工呼吸,以免因脑缺氧时间过长而导致生命危险。

(2)对于血液循环停止的伤者,可进行体外心脏按压,如伤者遭遇雷击后衣服着火了,要立刻让其躺下,往伤者身上泼水,或用衣服等物将火扑灭。一定要注意:如触电者伤势不太严重,衣服着火后,切勿奔跑,应就地翻滚以扑灭火焰,或跳到附近的浅水中。

防范技巧

雷雨天气时,应注意以下几个要点以防范雷击。

(1)注意关闭门窗,室内人员应远离门窗、水管、煤气管等金属物体。

(2)关闭家用电器,拔掉电源插头,防止雷电从电源线入侵。

(3)在室外时,要及时躲避,不要在空旷的野外停留。在空旷的野外无处躲避时,应尽量寻找低洼之处(如土坑)藏身,或者立即下蹲,降低身体的高度。

(4)远离孤立的大树、高塔、电线杆、广告牌。

(5)立即停止室外游泳、划船、钓鱼等水上活动。

公共场所意外事故的应对和预防

(6)如多人共处室外,相互之间不要挤靠,以防被雷击中后电流互相传导。

(7)雷雨天尽量少洗澡,太阳能热水器用户切忌洗澡。

(8)不要拿着金属物品在雷雨中停留,随身所带的金属物品应放在5米外的地方;在雷雨中不宜打伞,也不宜将羽毛球拍等扛在肩上。

(9)雷暴天气出门要穿胶鞋,这样可以起到绝缘作用,也不宜开摩托车、骑自行车,人在汽车内一般不会遭到雷电袭击,因为封闭的金属框架有很好的防雷功能,要注意不要将头和手伸出窗外。

(10)要及时关好门窗,防止雷电直击或防止球形雷飘进室内。

(11)尽量不要拨打或接听电话,也不要用电话上网,最好拔掉电源和电话线,如有条件在电源线和电话上安装避雷器。

(12)保持室内干燥,房屋漏水应尽快修理好。

(13)不要将晒衣服、被褥用的铁丝接到窗外、门口,以防铁丝引雷。

重要提示

(1)高大建筑物上必须安装避雷装置,防御雷击灾害。

(2)在户外不要使用手机。

(3)对被雷击中人员,若心脏停止跳动应立即对其采取心肺复苏法抢救。

水 灾

水患是全球性的问题,在东南亚、拉美、北美的许多地方,水灾的发生率也很高。水灾是不可避免的自然灾害之一,通常5~10月是洪涝灾害多发的季节,很多事情都无法预料,万一遇到水灾,应该采取应有的措施应对。

现场急救

(1)遇到水灾时千万不要惊慌,不在家时,要尽可能向高处跑,同时找一块有浮力的木板,如没有可利用的浮力物品,应平躺身体,头部向上两手侧向平伸,这样就不会轻易被卷到水底了,同时头部应与上游方向一致,身体在漂流过程中,手脚尽可能抓住一些固定物体。

(2)在家时,如洪水刚刚威胁到房屋,这时一定要将所有电源开关关掉,并用毛毯等物塞住缝隙。

(3)如果洪水不断上涨,应储备一些食物、饮用水、保暖衣物以及烧开水的用具。

(4)躲到屋顶时,要多吃些含热量较多的食物。

(5)如果水灾严重,水位不断上涨,就必须自制木筏逃生。在爬上木筏之前,一定要随身携带好求救工具。

(6)当需要涉水行走时,应面向水的上游,侧身划步横行,要先站稳一只脚后,再抬起另一只脚,最好用一根长杆探测水的深度,以防跌倒。

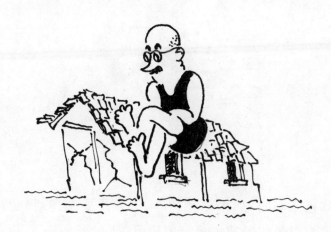

公共场所意外事故的应对和预防

冰　雹

由于大家对冰雹这种天气灾难事先不够了解，当冰雹突然降临时，很多人都不知道该怎样应付，在城市中遇到冰雹随便找个地方就可以躲藏，假如在野外郊游或在农田里，恐怕就没那么简单了。如果在野外遇到冰雹找不到躲避的地方该如何应对呢？

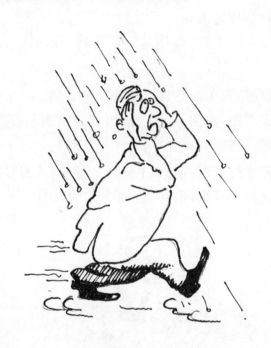

现场急救

（1）当冰雹来临时，如果你在户外，千万不要乱跑，以免冰雹迎面砸过来，这时应该以最快的速度将衣服脱下，把衣服叠一下，以加高它的厚度，然后顶在头上、保护好头部。

（2）设法寻找一切可用物件护住头部，能护住全身更好，实在没有可用物时，可以拔一些较长的草，捆扎成一个伞状顶在头上，并双手抱头蜷缩蹲下。

（3）如果发生大风冰雹时，你刚好在室内，这时可用家里的木桌、椅子等作为避险工具，千万不要用容易导电的物品来遮挡，以免发生触电。也不要使用棉被，因为棉被浸湿后会变得很重，而且下冰雹的同时，还会伴有雷雨，这样反而不利于逃生。如果在不得不使用棉被的情况下，一定要将它叠好后再放在头上顶着。

（4）通常冰雹来临之前，要及时将老人、孩子转移到水泥砖混结构的房子里。为防止房屋坍塌，这时应该躲在房屋没有窗户的支点边。

冰雹防治

1. 预报

20世纪80年代以来，随着天气雷达、卫星云图接收、计算机和通信传输等先进设备在气象业务中大量使用，大大提高了对冰雹活动的跟踪监测能力。当地气象台（站）发现冰雹天气，应立即向可能影响的气象台、站通报。各级气象部门将现代化的气象科学技术与长期积累的预报经验相结合，综合预报冰雹的发生、发展、强度、范围及危害，使预报准确率不断提高。为了尽可能提早将冰雹预警信息传送到各级政府领导和群众中去，各级气象部门通过各地电台、电视台、电话、微机服务终端和灾害性天气警报系统等媒体发布"警报"或"紧急警报"，使社会各界和广大人民群众提前采取防御措施，避免和减轻灾害损失，取得了明显的社会和经济效益。

2. 防治

我国是世界上人工防雹较早的国家之一。由于我国雹灾严重，所以防雹工作得到了政府的重视和支持。目前，已有许多省建立了长期试验点，并进行了严谨的试验，取得了不少有价值的科研成果。开展人工防雹，使其向人们期望的方向发展，达到减轻灾害的目的。目前常用的方法有：①用火箭、高炮或飞机直接把碘化银、碘化铅、干冰等催化剂送到云里去;②在积雨云形成以前把碘化银、碘化铅、干冰等催化剂送到自由大气里,让这些物质在雹云里起雹胚作用,使雹胚增多,冰雹变小;③在地面上向雹云放火箭打高炮,或在飞机上对雹云放火箭、投炸弹,以破坏对雹云的水分输送;④用火箭、高炮向暖云部分撒凝结核,使云形成降水,以减少云中的水分;在冷云部分撒冰核,以抑制雹胚增长。

3. 农业防雹措施

常用方法有:①在多雹地带,种植牧草和树木,增加森林面积,改善地貌环境,破坏雹云条件,达到减少雹灾目的;②增种抗雹和恢复能力强的农作物;③成熟的作物及时抢收;④多雹灾地区降雹季节,农民下地随身携带防雹工具,如竹篮、柳条筐等,以减少人员伤亡。

火 灾

火灾,是指在时间或空间上失去控制的燃烧所造成的灾害。在各种灾害中,火灾是最经常、最普遍威胁公众安全和社会发展的主要灾害之一。人类能够对火进行利用和控制,是文明进步的一个重要标志。火,给人类带来文明进步、光明和温暖。但是,失去控制的火,就会给人类造成灾难。所以说人类使用火的历史与同火灾作斗争的历史是相伴相生的,人们在用火的同时,不断总结火灾发生的规律,尽可能地减少火灾及其对人类造成的危害。对于火灾,在我国古代,人们就总结出"防为上,救次之,戒为下"的经验。随着社会的不断发展,在社会财富日益增多的同时,导致发生火灾的危险因素也在增多,火灾的危害性也越来越大。实践证明,随着社会和经济的发展,消防工作的重要性越来越突出。"预防火灾和减少火灾的危害"是对消防立法意义的总体概括,包括了两层含义:一是做好预防火灾的各项工作,防止发生火灾;二是火灾绝对不发生是不可能的,而一旦发生火灾,就应当及时、有效地进行扑救,减少火灾的危害。预防火灾的主要措施就是,控制可燃物、隔绝助燃物、消除着火源。

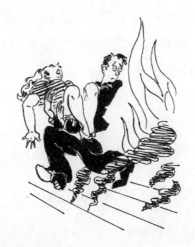

引起火灾的十种常见火源

火源是火灾的发源地,也是引起燃烧和爆炸的直接原因。所以,防止火灾应控制好 10 种火源,具体是:

(1)人们日常点燃的各种明火,就是最常见的一种火源,在使用时必须控制好。

(2)企业和各行各业使用的电气设备,由于超负荷运行、短路、接触不良,以及自然界中的雷击、静电火花等,都能使可燃气体、可燃物质燃烧,在使用中必须做到安全和防护。

(3)靠近火炉或烟道的干柴、木材、木器,紧聚在高温蒸汽管道上的可燃粉尘、纤维;大功率灯泡旁的纸张、衣物等,烘烤时间过长,都会引起燃烧。

(4)在熬炼和烘烤过程中,由于温度掌握不好,或自动控制失灵,都会着火,甚至引起火灾。

(5)炒过的食物或其他物品,不经过散热就堆积起来,或装在袋子内,也会聚热起火,必须注意散热。

(6)企业的热处理工件,堆放在有油渍的地面上,或堆放在易燃品旁

(如木材),易引起火灾,应堆放在安全地方。

(7)在既无明火又无热源的条件下,褐煤、湿稻草、麦草、棉花、油菜籽、豆饼和沾有动、植物油的棉纱、手套、衣服、木屑、金属屑、抛光尘以及擦拭过设备的油布等,堆积在一起时间过长,本身也会发热,在条件具备时,可能引起自燃,应勤加处理。

(8)不同性质的物质相遇,有时也会引起自燃。如油与氧气接触就会发生强烈化学作用,引起燃烧。

(9)摩擦与撞击。例如铁器与水泥地撞击,会引起火花,遇易燃物即可引起火灾。

(10)绝缘压缩、化学热反应,可引起升温,使可燃物被加至着火点。

可能引发火灾的行为习惯

(1)卧床吸烟或是坐在沙发上吸烟。可能在香烟未燃尽时人已睡着,烟头引燃沙发和床上用品导致火灾。

(2)使用完液化气不关总阀门。如果气灶点火开关有故障不能完全切断气源,或是由于连接气瓶与气灶的橡胶管长期受压发生爆裂,会导致液化气泄漏引发火灾。

(3)液化气灶使用时无人看管。会因锅内食物沸腾溢出浇灭火焰,导致液化气泄漏引发火灾。

(4)蜡烛放在木制的桌子上。当蜡烛燃尽或是被碰倒后会引燃桌子或是桌上的可燃物。

(5)蚊香放在床边。会因床上用品掉到蚊香上引发火灾。

(6)用打火机或蜡烛照明在杂物间寻找东西,如果不小心会引燃可燃物。

(7)用遥控器关家用电器而不拔掉插头。电器的部分部件在长期通电状况下会因发热引发火灾,或是因雷击引发电器火灾。

(8)将球形金鱼缸放在阳光下。这就如同在阳光下放置一个凸透镜,会引起焦点处可燃物燃烧。

发生火灾常见的原因

1. 自然原因

常见的自然原因有地震、爆炸、雷击、静电、自燃等。

2. 人为原因

(1)用火不慎：指人们思想麻痹大意，或者用火安全制度不健全、不落实以及不良生活习惯等造成火灾的行为。

(2)电气火灾：指违反电器安装使用安全规定，或者电线老化或超负荷用电造成的火灾。

(3)违章操作：指违反安全操作规定等造成火灾的行为，如焊接等。

(4)放火：指蓄意造成火灾的行为。

(5)吸烟：指乱扔烟头，或卧床吸烟引发火灾的行为。

(6)玩火：指儿童、老年痴呆或智障者玩火柴、打火机而引发火灾的行为。

除了上面提到的六种主要起火原因外，原因不明和其他原因造成的火灾所占比例也不少。并且从近几年造成火灾直接原因来看，原因不明造成的火灾呈逐年增多的趋势。

火灾发生时的自我逃生

(1)如果突遇火灾，必须穿过烟雾逃生时，要用湿毛巾捂住口鼻，身体尽量贴近地面或在地面爬行，迅速向安全方向行进。

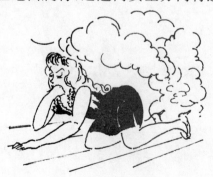

（2）如果衣服着火，不要跑而是原地趴下，双手捂住脸，反复地滚动，直到把火熄灭。

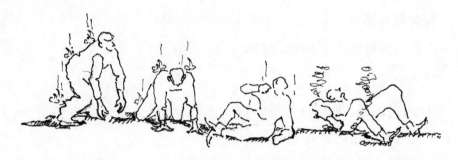

（3）如果被烟雾困在楼房里，千万不要惊慌，若住二、三楼层，可迅速将绳子或床单、窗帘、衣服等扎紧、结牢，制作成简易的救生绳，紧紧拴在暖气管道或窗框上，沿自救绳索慢慢滑下。

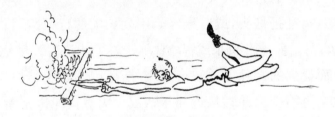

（4）如果居住的楼层比较高，要想尽方法延缓烟火侵入室内，并向外大声呼救等待救援，千万不要贸然跳楼。

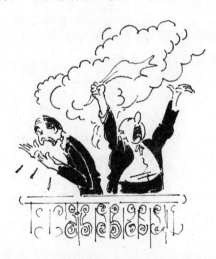

家庭失火

家庭火灾一般是由于人们疏忽大意造成的,常常事发突然,令人猝不及防,后果很严重。

1. 应急要点

※炒菜油锅着火时,应迅速盖上锅盖灭火。如没有锅盖,可将切好的蔬菜倒入锅内灭火。切忌用水浇,以防燃着的油溅出来,引燃厨房中的其他可燃物。

※电器起火时,先切断电源,再用湿棉被或湿衣物将火压灭。电视机起火,灭火时要特别注意从侧面靠近电视机,以防显像管爆炸伤人。

※酒精火锅加添酒精时突然起火,千万不能用嘴吹,可用茶杯盖或小菜碟等盖在酒精罐上灭火。

※液化气罐着火,除可用浸湿的被褥、衣物等捂压外,还可将干粉或苏打粉用力撒向火焰根部,在火熄灭的同时关闭阀门。

※逃生时,应用湿毛巾捂住口鼻,背向烟火方向迅速离开。

逃生通道被切断、短时间内无人救援时,应关紧迎火门窗,用湿毛巾、湿布堵塞门缝,用水淋透房门,防止烟火侵入。

2. 重要提示

※家中无人时,应切断电源、关闭燃气阀门。

※不要卧床吸烟,乱扔烟头。

※不要围观火场,以免妨碍救援工作,或因爆炸等原因受到伤害。

※家庭应备火灾逃生"四件宝":家用灭火器、应急逃生绳、简易防烟面具、手电筒。将它们放在随手可取的位置,危急关头便能派上大用场。

高楼失火

高层建筑楼道狭窄、楼层高,发生火灾不容易逃生,救援困难,而且常因人员拥挤阻塞通道,造成互相踩踏的惨剧。

1. 应急要点

※及时扑救。可利用各楼层的消防器材扑灭初起火灾。

※向下不向上。因火势向上蔓延,应用湿棉被等物作掩护快速向楼下有序撤离。

※关紧房门。离开房间以后,一定要随手关门,使火焰、浓烟控制在一定的空间内。

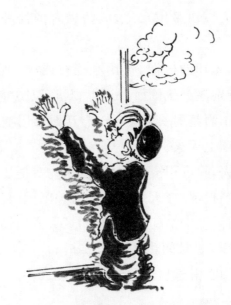

※注意防烟。用湿毛巾等物掩住口鼻,保持低姿势前进,呼吸动作要小而浅。带婴儿逃离时,可用湿布轻轻蒙在婴儿脸上。

※理性逃生。利用建筑物阳台、避难层、室内设置的缓降器、救生袋、应急逃生绳等进行逃生,也可将被单、台布结成牢固的绳索,牢系在窗栏上,顺绳滑至安全楼层。

※等待救援。当通道被火封住,欲逃无路时,可靠近窗户或阳台呼救,同时关紧迎火门窗,用湿毛巾、湿布堵塞门缝,用水淋透房门,防止烟火侵入。

※靠墙躲避。因为消防人员进入室内救援时,大都是沿墙壁摸索行进的。

2. 重要提示

※火场能见度非常低,保持镇静、不盲目行动是安全逃生的重要前提。

※因供电系统随时会断电,千万不要乘电梯逃生。

※等待救援时应尽量在阳台、窗口等易被发现的地方等待。

※不要轻易跳楼。只有在消防队员准备好救生气垫或楼层不高的情况下,才能采取此方法。

※公共通道平时不要堆放杂物,否则既容易引起火灾,也会妨碍火灾时的逃生及救援。

人员密集场所火灾

酒店、影剧院、超市、体育馆等人员密集场所一旦发生火灾,常因人员慌乱、拥挤而阻塞通道,发生互相践踏的惨剧,或由于逃生方法不当,造成人员伤亡。

1. 应急要点

※发现初起火灾,应利用楼层内的消防器材及时扑灭。

※要保持头脑清醒,千万不要惊慌失措、盲目乱跑。

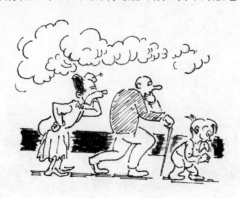

※火势蔓延时,应用衣服遮掩口鼻,放低身体姿势,浅呼吸,快速、有序地向安全出口撤离。尽量避免大声呼喊,防止有毒烟雾进入呼吸道。

※离开房间后,应关紧房门,将火焰和浓烟控制在一定的空间内。

※利用建筑物阳台、避难层、室内设置的缓降器、救生袋、应急逃生绳等进行逃生,或将被单、台布结成牢固的绳索,牢系在窗栏上顺绳滑至安全楼层。逃生无路时,应靠近窗户或阳台,关紧迎火门窗,向外呼救。

2. 重要提示

※人员密集场所的安全门或紧急通道都有明显标志,平时应加留心。

※千万不要乘电梯逃生。

※轻易不要跳楼,除非火灾已危及生命。

※下榻宾馆、酒店后,应特别留心服务方提供的火灾逃生通道图,或自行了解安全出口的方位。

※逃生时千万不要拥挤。

汽车失火

汽车失火不仅威胁司乘人员的生命安全,毁损车辆,而且还会严重影响交通秩序。公共汽车失火时,司售人员要果断采取自救、防护和逃生措施,保障乘客的生命和财产安全。

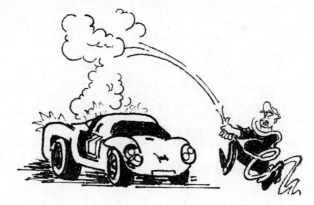

1. 应急要点

※ 汽车发动机起火：迅速停车，切断电源，用随车灭火器对准着火部位灭火。

※ 车厢货物起火：立即将汽车驶离重点要害地区或人员集中场所，并迅速报警。同时，用随车灭火器扑救。周围群众应远离现场，以免发生爆炸时受到伤害。

※ 汽车加油过程中起火：立即停止加油，疏散人员，并迅速将车开出加油站（库），用灭火器及衣服等将油箱上的火焰扑灭。地面如有流洒的燃料着火，立即用库区灭火器或沙土将其扑灭。

※ 汽车在修理中起火：应迅速切断电源，及时灭火。

※ 汽车被撞后起火：先设法救人，再进行灭火。

※ 公共汽车在运营中起火：立即开启所有车门，让乘客有秩序地下车。然后，迅速用随车灭火器扑灭火焰。若火焰封住了车门，乘客可用衣服蒙住头部，从车门冲下，或者打碎车窗玻璃，从车窗逃生。

2. 重要提示

※ 不准携带易燃、易爆等危险品乘坐公共交通工具。

※ 应随车配备灭火器，并学会正确使用。

现场急救

1. 一般烧伤的处理

火灾中一旦发生烧伤，特别是较大面积的烧伤，死亡率与致残率较高。烧伤后急救的原则是迅速移除致伤源，终止烧伤，脱离现场，并及时给予适当的处理。热力烧伤一般包括热水、热液、蒸气、火焰和热固体，以及辐射所造成的烧伤。有效的措施为立即去除致伤因素，并给予降温。如热液烫伤，应立即脱去被浸渍的衣物，并尽快用凉水冲洗或浸泡，使伤部冷却，减轻疼痛和损伤程度。火焰烧伤时，切忌奔跑、呼喊。衣服

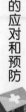

着火应就地滚动,或用棉被、毯子等覆盖着火部位,适宜水冲的,以水灭火,不适宜水冲的,用灭火器等。

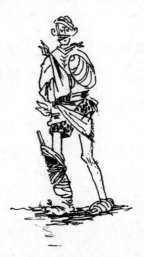

去除致伤因素后,创面应用冷水冲洗。可减少渗出和水肿,减轻疼痛。冷疗需在伤后半小时内进行,否则无效。

2. 发生吸入性损伤时的现场处理

(1)热损伤:吸入的干热或湿热空气直接造成呼吸道黏膜、肺实质的损伤。

(2)窒息:因缺氧或吸入窒息剂引起窒息是火灾中常见的死亡原因,由于在燃烧过程中,尤其是密闭环境中,大量的氧气被急剧消耗,而产生高浓度的二氧化碳,可使伤员窒息。另一方面,含碳物质不完全燃烧,可产生一氧化碳,含氮物质不完全燃烧可产生氰化氢,两者均为强力窒息剂,吸入人体后可引起氧代谢障碍,导致窒息。

(3)化学损伤:火灾烟雾中含有大量的粉尘颗粒和各种化学性物质,这些有害物质可通过局部刺激或吸收引起呼吸道黏膜的直接损伤和广泛的全身中毒反应。

迅速使伤员脱离火灾现场,置于通风良好的地方,清除口鼻分泌物和碳粒,保持呼吸道通畅,有条件者给予导管吸氧,判断是否有窒息剂如一氧化碳、氰化氢中毒的可能性,及时送医疗中心进一步处理,途中要严密观察,防止因窒息而死亡。

如何正确报火警逃生

《消防法》第四十四条明确规定:任何人发现火灾时,都应该立即报警。任何单位、个人都应当无偿为报警提供便利,不得阻拦报警。严禁谎报火警。所以一旦失火,要立即报警,报警越早,损失越小。

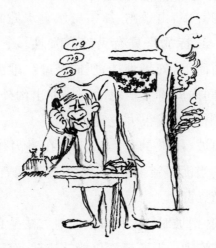

报警时要牢记以下7点:

(1)要牢记火警电话"119",消防队救火不收费。

(2)接通电话后要沉着冷静,向接警中心讲清失火单位的名称、地址、什么东西着火、火势大小以及着火的范围。同时还要注意听清对方提出的问题,以便正确回答。

(3)把自己的电话号码和姓名告诉对方,以便联系。

(4)打完电话后,要立即到交叉路口等候消防车的到来,以便引导消防车迅速赶到火灾现场。

(5)迅速组织人员疏通消防车道,清除障碍物,使消防车到火场后能立即进入最佳位置灭火救援。

(6)如果着火地区发生了新的变化,要及时报告消防队,使他们能及时改变灭火战术,取得最佳效果。

(7)在没有电话或没有消防队的地方,如农村和边远地区,可采用敲锣、吹哨、喊话等方式向四周报警,动员乡邻来灭火。

泥石流、山体滑坡

泥石流是山区沟谷中,由暴雨、冰雪融水等水源激发的、含有大量泥沙石块的特殊洪流。其特征是具有突然暴发性,令人猝不及防。浑浊的流体沿着山沟奔涌而下,气势难挡,所向披靡。地面为之震动,山谷犹如雷鸣,在很短的时间内就将大量泥沙石块冲出沟外,横冲直撞、肆意横行,常常给人类生命财产造成很大危害。

山体滑坡是指山坡、斜坡的岩石或土体在重力作用下,失去原有的稳定性而整体下滑。当泥石流发生时,必须遵循泥石流的规律采取应急措施,而不能莽撞和随意行动。

遇到泥石流或山体滑坡时掌握科学的应对方法是必要的。泥石流与滑坡、崩塌不同之点就是流动。泥石流不仅能够流动,而且它也具有搬运能力和浮托能力。遇到泥石流或山体滑坡灾害,采取的脱险办法如下。

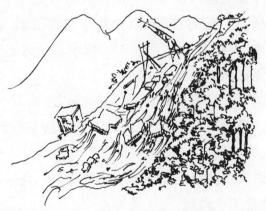

(1)山区居住或者在山区游玩,尽量结伴而行,避免单独行走山路,

年幼的孩子最好有大人接送或者陪同。尽量避开从山脚、河边和陡坡、山崖下路过，以防山崩、滑坡、滚石、泥石流等危险。

（2）沿山谷徒步行走时，一旦遭遇大雨无法绕行时，要先仔细观察，认为安全后再迅速行走。若听到山上有异常轰响声，要立即停步观察判断，并迅速离开险地，或者迅速跑到空旷处躲避。发现泥石流或滑坡后，要马上与泥石流或滑坡呈垂直方向向一边的山坡上面爬，爬得越高越好，跑得越快越好，绝对不能向泥石流或滑坡的流动方向走。要选择平整的高地作为营地，尽可能避开有滚石和大量堆积物的山坡下面，不要在山谷和河沟底部扎营。

（3）雨季不要搬动路边或山坡上的松散风化石，不要到采矿区和采空区逗留游玩。

（4）当处于泥石流区时，应迅速向泥石流沟两侧跑，切记不能顺沟向上或向下跑动，要尽可能快地逃离危险区域。来不及逃离时，可就近躲在结实的障碍物下面或者后面，如山洞、大树等，或者蹲在地沟、坎下避让，并要特别注意保护好头部。

（5）得知泥石流暴发消息的，处于非泥石流区时，则应立即报告该泥石流沟下游可能波及或影响到的村、乡、镇、县或工矿企业单位，以便及早做好预防和准备工作。

（6）有关部门应立即组织政府、有关单位、专家及当地群众参加的抢险救灾行动。拟定并实施应急措施或计划。酌情限制车辆和行人通行，组织危险区群众迅速撤离。

（7）积极预防该泥石流灾害可能危及生命线工程，如水库、铁路、公路、发电厂、通讯设施、电台、渠道等的次生灾害甚至第三次灾害，这些灾害造成的损失往往是巨大的。

预防

减轻或避防泥石流的工程措施主要有：

1. 跨越工程

跨越工程是指修建桥梁、涵洞，从泥石流沟的上方跨越通过，让泥石流在其下方排泄，用以避防泥石流。这是铁道和公路交通部门为了保障交通安全常用的措施。

2. 穿过工程

穿过工程指修隧道、明洞或渡槽，从泥石流的下方通过，而让泥石流从其上方排泄。这也是铁路和公路通过泥石流地区的又一主要工程形式。

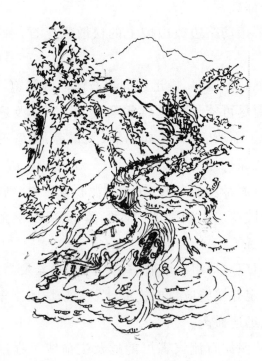

3. 防护工程

防护工程指对泥石流地区的桥梁、隧道、路基及泥石流集中的山区变迁型河流的沿河线路或其他主要工程措施，修建一定的防护建筑物，用以抵御或消除泥石流对主体建筑物的冲刷、冲击、侧蚀和淤埋等的危害。防护工程主要有：护坡、挡墙、顺坝和丁坝等。

4. 排导工程

排导工程其作用是改善泥石流流势，增大桥梁等建筑物的排泄能力，使泥石流按设计意图顺利排泄。排导工程，包括导流堤、急流槽、束流堤等。

5. 拦挡工程

此工程用以控制泥石流的固体物质和暴雨、洪水径流，削弱泥石流的流量、下泄量和能量，以减少泥石流对下游建筑工程的冲刷、撞击和淤埋等危害的工程措施。拦挡措施有：拦渣坝、储淤场、支挡工程、截洪工程等。

对于防治泥石流，常采用多种措施相结合，比用单一措施更为有效。

矿 难

我国大陆是由众多小型地块多幕次汇聚形成的，主要煤田经受了多期次、多方向、强度较大的改造，造成煤田地质条件复杂，伴生的灾害较多。我国煤矿均为有瓦斯涌出的矿井，全国煤矿的年瓦斯涌出量在 100 亿立方米以上。国有重点煤矿中，高瓦斯和突出矿井占 49.8%，煤炭产量占 42%；有煤尘爆炸危险的矿井占 87.4%；煤层具有自然发火危险的矿井占 51.3%；地质条件复杂或极其复杂的煤矿占 36%，属简单的占 23%；水文地质条件复杂或极其复杂的煤矿占 27%，属简单的占 34%。在这种复杂的地质条件下，我国的煤矿尤其是瓦斯矿井容易发生灾害事故。对我国煤矿发生的大量灾害事故进行系统分析看出，顶板和瓦斯事故是我国煤矿的主要灾害事故类型。瓦斯事故已成为煤矿的"第一杀手"，顶板事故的发生频率最高。

瓦斯爆炸

瓦斯，又名沼气、天然气，其主要成分一样，化学名称叫甲烷。它是一种无色、无臭、无味、易燃、易爆的气体。如果空气中瓦斯的浓度在5.5％至16％时，有明火的情况下就能发生爆炸。瓦斯爆炸会产生高温、高压、冲击波，并放出有毒气体。

1. 现场救护

当听到或看到瓦斯爆炸时，应迅速卧倒，如眼前有水，应俯卧或侧卧于水中，并用湿毛巾捂住口鼻。距离爆炸中心较近的作业人员，在采取上述自救措施后，迅速撤离现场，防止二次爆炸的发生。应立即切断通往事故地点的一切电源，马上恢复通风，设法扑灭各种明火和残留火，以防再次引起爆炸。所有生存人员在事故发生后，应统一、镇定地撤离危险区。遇有一氧化碳中毒者，应及时将其转移到通风良好的安全地区。如有心跳、呼吸停止，立即在安全处进行人工心肺复苏，不要延误抢救时机。

2. 井下瓦斯爆炸预防

要加强井下通风，采用各种通风措施，保证井下瓦斯不超过规定含量。严格检查制度，低瓦斯井下每班至少检查2次，高瓦斯矿井中每班至少检查3次，发现有害气体超过规定，应及时采取封闭等必要措施。每个矿工应注意，在下井时，严禁携带烟蒂和点火物品，不要使用电炉和灯泡取暖。

顶板事故及处理

煤矿的顶板（冒顶）事故又称为塌方事故，常见的顶板事故可分为以下两大类：

1. 局部冒顶事故

局部冒顶事故的特点，一是范围较小，每次伤亡人数不多（1～2

人）。冒顶事故发生地点大多是在有人工作的部位。这类事故的原因是已破坏的顶板失去依托而造成的,其触发原因一部分是采煤工作(包括破煤、装煤等)过程中,未能及时支护已露出的破碎顶板;另一部分是回柱操作过程中发生的局部冒落事故。

2. 大面积切顶(垮面)事故

这类事故的特点是面积大,来势凶猛,后果严重,不仅严重影响生产,往往会导致重大人身伤亡。

3. 顶板事故的处理

(1)当采掘工作面发生冒顶事故后,首先将人员撤离危险区域,并向调度室汇报,通知有关负责人。

(2)发生冒顶事故后,班长应立即清点人数,发现有人被埋、压、堵时,要尽快查明冒顶区的范围和被埋、压、堵的人数及位置,积极组织抢救。

(3)发生冒顶事故后,要对冒顶区电缆、设备及有可能发生瓦斯超限的区域进行停电。

(4)积极恢复冒顶区的正常通风,如一时不能恢复时,可利用水管、压风管等对被压、埋、堵截的人员输送新鲜空气,并派专人检查该处的氧气浓度和有害气体浓度。

(5)在处理冒顶事故时,应先由外向里加固冒顶周围的支护,消除进出口的堵塞物,尽快接近堵人部位进行抢救,必要时可以开掘通向遇险人员的专用通道。

(6)遇有大块岩石威胁遇险人员时,可使用千斤顶等工具移动岩块,但尽量避免破坏冒顶岩石的堆积状态,清理岩石时要小心使用工具,以免伤害受伤遇险人员。

(7)处理大面积冒顶事故时,必须及时制订专门的安全技术措施。

4. 工作面顶板事故预防措施

(1)严格支架的规格和质量,发现断梁折柱时必须及时进行修复。

（2）严禁空帮空顶。支架和顶帮之间的空隙必须塞紧、接顶和背实。

（3）严格按照作业规程规定布置巷道。

（4）煤巷开口时，必须打上双抬棚，对面打抗山棚，煤巷间预留煤柱必须在 6 米以上。

（5）打眼工作应在有支护的地点进行，严禁进入空顶区进行打眼，扒帮放顶打眼前必须先打好抗山棚和护身柱。

（6）放顶扒帮人员必须站在支架完整的地点，用长柄三角耙扒煤，禁止进入空顶区扒煤。

（7）所有巷道必须保证后路畅通。巷道应有专人进行修复，保证支架完整抗压。当后路进行修复时，修护点以里所有人员必须撤离工作面，等修复工作结束后，方可进入继续作业。

发生矿难时矿工的自救方法

※ 一旦事故发生，首先不要紧张，要冷静下来。

※ 想到自己所在的位置，迅速辨清方向，按照避灾路线以最快的速度逃离到新鲜风流方向。

※ 外撤时，随时注意巷道风流方向，要迎着新鲜风流方向走。

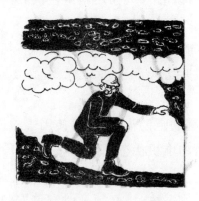

※ 如遇到巷道被破坏，发生冒顶无法撤离，或一时搞不清避灾路线，应冷静下来一下，选择临时避灾洞室，在洞室耐心等待救援，不可乱闯。

※当发生瓦斯、煤尘爆炸时，应迅速背朝爆炸冲气波传来方向卧倒，脸部朝下，头放低，在有水沟地方最好侧卧在水沟里面，脸朝水沟侧面沟壁。

※迅速用湿布把嘴、鼻捂住，同时用最快速度戴上自救器，拉严身上衣物盖住露出的部分，以防爆炸高温的灼伤。

※听到爆炸瞬间，最好尽力屏住呼吸，防止吸入有毒高温气体灼伤内脏。

※当戴上自救器后，绝不可轻易取下而吸入外界气体，以免遭受有害气体的毒害，要一直坚持到安全地点方可取下。

地 震

地震发生时的逃生方式

震时就近躲避，震后迅速撤离到安全的地方是应急防护的较好方法。所谓就近躲避，就是因地制宜，根据不同的情况作出不同的对策。

学校人员的避震方式

在学校遇到地震时，如果正在上课，学生应听从老师的指挥，迅速抱

091

头、闭眼,就近躲在各自的课桌底沿边角处,待地震过后再有次序地撤离到外面的空地上,切勿盲目乱跑。平时要结合教学活动,向学生们讲述地震和防、避震知识。震前要安排好学生转移、撤离的路线和场地;震后沉着地指挥学生有秩序地撤离。在比较坚固、安全的房屋里,可以躲避在课桌下、讲台旁,教学楼内的学生可以到开间小、有管道支撑的房间里,绝不可让学生们乱跑或跳楼。

在街上行走人员避震方式

地震发生时,高层建筑物的玻璃碎片和大楼外侧混凝土碎块以及广告招牌、马口铁板、霓虹灯架等,可能掉下伤人,因此在街上走时,最好将身边的皮包或柔软的物品顶在头上,无物品时也可用手护在头上,尽可能作好自我防御的准备,要镇静,应该迅速离开电线杆和围墙,跑向比较开阔的地区躲避。

车间工人的避震方式

车间工人可以躲在车床、机床及较高大设备下,不可惊慌乱跑,特殊岗位上的工人要首先关闭易燃易爆、有毒气体阀门,及时降低高温、高压管道的温度和压力,关闭运转设备。大部分人员可撤离工作现场,在有安全防护的前提下,少部分人员留在现场随时监视险情,及时处理可能发生的意外事件,防止次生灾害的发生。

行驶的车辆应急方式

(1)司机应尽快减速,逐步刹车。

(2)乘客(特别在火车上)应用手牢牢抓住扶手、柱子或座位等,并注意防止行李从架上掉下伤人,面朝行车方向的人,要将胳膊靠在前坐席的椅垫上,护住面部,身体倾向通道,两手护住头部;背朝行车方向的人,要两手护住后脑部,并抬膝护腹,紧缩身体,作好防御姿势。

楼房内人员应急方式

地震一旦发生时，首先要保持清醒、冷静，及时判别震动状况，千万不可在慌乱中跳楼，这一点极为重要。其次，也可躲避在坚实的家具下，或墙角处，亦可转移到承重墙较多、空间小的厨房、厕所去暂避一时。因为这些地方结合力强，尤其是管道经过处理，具有较好的支撑力，抗震系数较大。总之，震时可根据建筑物布局和室内状况，审时度势，寻找安全空间和通道进行躲避，减少人员伤亡。

地震到来时，如果正好在公共场所，千万不要紧张慌乱，到处乱跑。应用手或其他物品保护好头部，就近躲在结实的支撑物下。影剧院和体育馆的排椅、商场的立柱和墙角等都是合适的避震处，待地震平息后，再有秩序地安全撤离。谨记不要靠近窗口，更不要跳楼逃生。

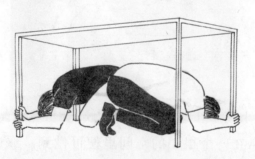

在商场遇到地震时，要保持镇静。由于人员慌乱，商品下落，可能使避难通道阻塞。此时，应躲在近处的大柱子和大商品旁边（避开商品陈列橱），或朝着没有障碍物的通道躲避，然后屈身蹲下，等待地震平息。处于楼上位置，原则上向底层转移为好。但楼梯往往是建筑物抗震的薄弱部位，因此，要看准脱险的合适时机。服务员要组织群众就近躲避，震后安全撤离。

地震时利用"救命三角"逃生

最近有人提出新的地震时利用"生命三角"逃生值得借鉴。简述如下。

　　简单地说,当建筑物倒塌落在物体或家具上会撞击到这些物体,使得靠近它们的地方留下一个空间。这个空间就是被称作的"救命三角"。物体越大,越坚固,它被挤压的余地就越小。而物体被挤压得余地越小,这个空间就越大,于是利用这个空间的人免于受伤的可能性就越大。

避震常识

　　(1)当建筑物被震塌时,只蹲下或趴下的人生还几率极小,而那些在桌子、汽车下躲避的人也常遭受重伤,甚至死亡。

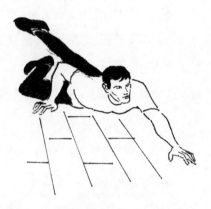

　　(2)猫、狗和小孩子在遇到危险的时候,会自然地蜷缩起身体。这是一种求生的本能,在一个很小的空间里便可做到。靠近一个物体,比如沙发之类的大物体,这样物体仅会受到轻微挤压而保护人不被砸伤。

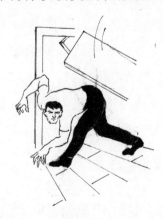

（3）在地震中，木质建筑物最牢固。木头具有弹性，并且与地震的力量一起移动。如果木质建筑物倒塌了，会留出很大的生存空间，而且，木质材料密度最小，重量最小。砖块材料则会破碎成一块块更小的砖，还会造成人员受伤，但是被砖块压伤的人远比被水泥压伤的人数要少得多。

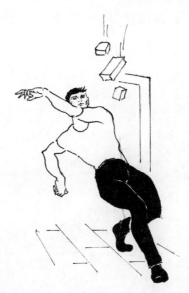

（4）如晚上发生地震，而你正在床上，你只要简单地滚下床，床的周围便是一个安全的空间。

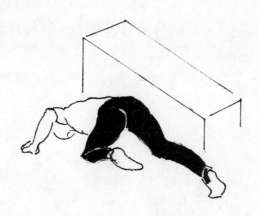

（5）如地震发生，你正在看电视，不能迅速地从门或窗口逃离，那就在靠近沙发，或椅子的旁边躺下，然后蜷缩起来。

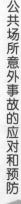

（6）大楼倒塌时,会发现很多人倒在门口。这是怎么回事呢？因为门框在倒榻时可能会向前、向后或向一侧倒下,这样被砸伤的几率就会非常大。

（7）千万不要走楼梯,因楼梯与建筑物摇晃频率不同,楼梯和大楼的结构物会不断发生碰撞。人在楼梯上时,楼梯可能断裂,造成人员伤亡。就算楼梯没有倒塌,也要远离楼梯,哪怕不是因为地震而断裂,还会因为承受过多的人群而坍塌。

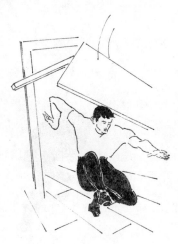

（8）尽量靠近建筑物的外墙或离开建筑物。靠近墙的外侧远比内侧要好。越靠近建筑物的中心,逃生路径被阻挡的可能性就越大。

（9）地震时,在车内的人往往会被路边坠落的物体砸伤,其实,他们可简单地离开车辆,靠近车辆坐下,或躺在车边就可以了。所有被压垮的车辆旁边都有一个90厘米高的空间,除非车辆是被物体垂直压下。

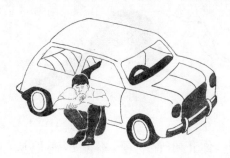

地震伤害类型

地震发生以后,往往会引起不同的伤害。

1. 机械性外伤

指人们被倒塌物体及其各种设备的直接砸击、挤压下的损伤,一般占地震伤的95%～98%。受伤部位有头面部伤、骨折。其中,颅脑伤的早期死亡率很高,骨折发病率占全部损伤的55%～64%,软组织伤占12%～32%,其余为内脏和其他损伤。地震伤死亡的原因主要是创伤性休克。

2. 埋压窒息伤

指人们在地震中不幸被埋压身体或口鼻,从而发生窒息。在地震引起的地质灾害(崩塌、滑坡、泥石流)中,整个人体埋在土中,虽无明显外伤,但可能窒息死亡。

3. 饥饿

指人们在地震中被困在废墟空隙中,长期断水断食;环境潮湿、寒冷或闷热、污浊,使人体代谢紊乱、抵抗力下降,濒于死亡,被救出以后口舌燥裂、神志不清、全身衰竭,往往在搬动时死亡。

4. 精神障碍

指地震时强烈的精神刺激出现的精神应激反应。常见的症状是疲劳、淡漠、失眠、迟钝、易怒、焦虑、不安等。

5. 淹溺

指地震诱发水灾引起。要创造条件实施空中或水上救护,但由于地震淹溺者往往有外伤,因此,增加了救护难度。

6. 烧伤

指地震诱发的火灾或有毒有害物质泄漏乃至爆炸引起。由于地震火灾往往难以躲避,因此导致砸伤、烧伤的复合疾病。

7. 冻伤

指地震发生在严冬,在没有取暖设施的条件下引起。

震后互救

震后互救,指地震后灾区幸免于难的人们,对被埋压人员实施救助的措施。由于多种条件的制约,外界救援人员不可能即刻到达现场。因此,灾区人们开展互救活动既近又快,还熟悉情况,所以,在减轻地震灾害方面,具有难以替代的作用。

1. 快速救人

据 1983 年山东菏泽地震统计,震后 20 分钟救活率达到 98.3% 以上,震后 1 小时救活率下降到 63.7%,震后 2 小时还救不出的人员中,因窒息而死亡的人数占死亡总数的 58% 以上。

2. 救人原则

(1)先近后远

先救近处的人。不论是家人、邻居,还是萍水相逢的路人,只要近处有人被埋压就要救。如果舍近求远,会错过救人良机。

(2)壮大力量

先救青壮年、容易救的人、医护人员、解放军等,旨在壮大互救力量。

(3)安全第一

始终要把安全放在首位,防止对被埋压者造成新的伤害。

3. 一般方法

震后救人,要根据变化的环境与条件,因地制宜地采取相应的方法。

(1)准确定位

根据建筑物倒塌特点,判断被埋压者的位置。例如,建筑物倒塌以后经常形成一些"安全岛",在这里有时可以找到遇险者;可用人工喊话、敲击、地震犬、被埋压者呼叫等方式寻找被埋压人员；也可请被埋压者家属、同事或邻居提供被埋压线索；或利用先进的科学技术手段，如红外线探测技术、测声定位技术、光学目视探测定位技术、无线电测向定位技术等寻找；还可以根据现场情况进行综合分析，判断被埋压人员位置。

（2）扒挖技术

当自己的亲人被埋压时，心急如焚尽在情理之中，但是在扒挖时千万不能鲁莽。注意用工具扒挖时，当接近被埋压者时不得使用利器；扒挖过程要力求分清支撑物与埋压物，尽量保护支撑物；扒挖时尽早让封闭空间与外界沟通，以便新鲜空气进入；扒挖时如灰尘过大，可喷水降尘；扒挖过程中可将水、食物、药品递给被埋压者，以延长其生命。

（3）施救技术

先将被埋压者头部暴露，清除其口、鼻异物，再使其他部位露出。例如，唐山地震时的一名农家妇女，每救一人，只暴露其头部，然后再救下一个，结果她在不长时间内救活数十人；对于头部暴露后不能自行脱险者，要在暴露全身以后再抬救出来，不可强拉硬拽。

（4）护理技术

对于在黑暗、窒息、饥渴状态下埋压过久的人，应蒙上眼睛，以避免强光刺激；缓慢呼吸新鲜空气；缓慢进食进水；避免被救人员情绪上过于激动。

（5）搬运技术

对于重伤员，应送往医疗点救治；对于骨折、危重伤员，要有相应的护理措施。

飓　风

飓风和台风都是指风速达到 33 米/秒以上的热带气旋，只是因发生的地域不同,才有了不同名称。出现在西北太平洋和我国南海的强烈热带气旋被称为"台风";发生在大西洋、加勒比海、印度洋和北太平洋东部的则称"飓风"。飓风在一天之内就能释放出惊人的能量。飓风与龙卷风也不能混淆。后者的时间很短暂,属于瞬间爆发,最长也不超过数小时。此外,龙卷风一般是伴随着飓风而产生。龙卷风最大的特征在于它出现时,往往有一个或数个如同"大象鼻子"样的漏斗状云柱,同时伴随狂风暴雨、雷电或冰雹。龙卷风经过水面时,能吸水上升形成水柱,然后同云相接,俗称"龙取水"。经过陆地时,常会卷倒房屋,甚至把人吸卷到空中。

飓风的危害

在北半球,台风呈逆时针方向旋转,而在南半球则呈顺时针方向旋转。它一般伴随强风、暴雨,严重威胁人们的生命财产,对于民生、农业、经济等造成极大的冲击,是一种影响较大,危害严重的自然灾害。

产生原因和影响

飓风产生于热带海洋的一个原因是因为温暖的海水是它的动力"燃料"。由此,一些科学家就开始研究是否变暖的地球会带来更强盛的、更具危害性的热带风暴。大多数的气象学家相信地球正在变得越来越热。他们认为二氧化碳和来自大气层的所谓温室气体正在使地球变得越来越暖。研究人员警告说人们必须要认真思考几十年甚至几个世纪后,全球气候变化的问题了。需要指出的是,一个自然气候事件,比如强烈的飓风或是飓风活跃的季节,并不能说明全球气候已经变暖了。

飓风的自救办法

1. 防范台风的措施

(1)气象台根据台风可能产生的影响,在预报时采用"消息"、"警报"和

"紧急警报"三种形式向社会发布;同时,按台风可能造成的影响程度,从轻到重向社会发布蓝、黄、橙、红四色台风预警信号。公众应密切关注媒体有关台风的报道,及时采取预防措施。

(2)强风有可能吹倒建筑物、高空设施,造成人员伤亡。居住在各类危旧住房、厂房、工棚的群众,在台风来临前,要及时转移到安全地带,不要在临时建筑(如围墙等)、广告牌、铁塔等附近避风避雨。车辆尽量避免在强风影响区域行驶。

(3)强风会吹落高空物品,要及时搬移屋顶、窗口、阳台处的花盆、悬吊物等;在台风来临前,最好不要出门,以防被砸、被压、触电等;检查门窗、室外空调、保笼、太阳能热水器等是否安全,并及时进行加固。

(4)准备手电、食物及饮用水,检查电路,注意炉火、煤气,防范火灾。

(5)在做好以上防风工作的同时,要做好防暴雨工作。

(6)台风来临前,应准备好手电筒、收音机、食物、饮用水及常用药品等,以备急需。

(7)关好门窗,检查门窗是否坚固;取下悬挂的物品;检查电路、炉火、煤气等设施是否安全。

(8)将养在室外的动植物及其他物品移至室内,特别是要将楼顶的杂物搬进来;室外易被吹动的物品要加固。

(9)不要去台风经过的地区旅游,更不要在台风影响期间到海滩游泳或驾船出海。

(10)住在低洼地区和危房中的人员要及时转移到安全住所。

(11)及时清理排水管道,保持排水畅通。

(12)有关部门要做好户外广告牌的加固;建筑工地要做好临时用房的加固,并整理、堆放好建筑器材和工具;园林部门要加固城区的行道树。

(13)遇到危险时,请拨打当地政府的防灾电话求救。

(14)船要及时回港、固锚,船上的人员必须上岸避风。

2. 台风期间的防范措施

(1)台风期间,尽量不要外出行走,倘若不得不外出时,应弯腰将身体紧缩成一团,一定要穿上轻便防水的鞋子和颜色鲜艳、紧身合体的衣裤,把衣服扣扣好或用带子扎紧,以减少受风面积,并且要穿好雨衣,戴好雨帽,系紧帽带,或者戴上头盔。行走时,应一步一步地慢慢走稳,顺风时绝对不能跑,否则就会停不下来,甚至有被刮走的危险;要尽可能抓住墙角、栅栏、柱子或其他稳固的固定物行走;在建筑物密集的街道行走时,要特别注意落下物或飞来物,以免砸伤;走到拐弯处,要停下来观察一下再走,贸然行走很可能被刮起的飞来物击伤;经过狭窄的桥或高处时,最好伏下身爬行,否则极易被刮倒或落水。如果台风期间夹着暴雨,要注意路上水深,10 岁以下儿童切不可在水中行走,应用盆或桶之类东西载着幼儿渡过水滩。万一不慎被刮入大海,应千方百计游回岸边,无法游回时也要尽可能寻找漂浮物,以待救援。

(2)野外旅游时,听到气象台发出台风预报后,能离开台风经过地区的要尽早离开,否则应贮足罐头、饼干等食物和饮用水,并购足蜡烛、手电筒等照明用品。由于台风经过岛屿和海岸时破坏力最大,所以要尽可能远离海洋;在海边和河口低洼地区旅游时,应尽可能到远离海岸的坚固宾馆及台风庇护站躲避。

(3)船舶在航行中遭遇台风袭击,应主动采取应急措施,及时与岸上有关部门联系,弄清船只与台风的相对位置。还应尽快动员船员将船只驶入避风港,封住船舱,如是帆船,要尽早放下船帆;如果是开车旅游,则应将车开到地下停车场或隐蔽处;如果住在帐篷里,则应收起帐篷,到坚固结实的房屋中避风;如果已经在结实房屋里,则应小心关好窗户,在窗玻璃上用胶布贴成米字图形,以防窗玻璃破碎。

(4)强台风过后不久,一定要在房子里或原先的藏身处待着不动。因为台风的"风眼"在上空掠过后,地面会风平浪静一段时间,但绝不能以为风暴已经结束。通常,这种平静持续不到 1 个小时,风就会从相反的方向以雷霆万钧之势再度横扫过来,如果是在户外躲避,那么此时就要转移到原来避风地的对侧。

3. 灾后需要注意的环境卫生与食物、水的消毒工作

暴风雨过后,人们可以遵照美国食品药品监督管理局(FDA)指出:在飓风过后出现的停电或洪水期间,FDA 认为人们面对的最大的食品安全挑战将是保存冷藏食物于低于华氏 40 度(摄氏 4.4 度)以及保存冷冻食物于低于华氏 0 度(摄氏零下 18 度)。

易腐食物,如肉、禽、海产品、牛奶和蛋类等,若冷藏或冷冻不当,即使完全煮熟,在食用后也可能引起疾病。

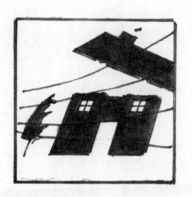
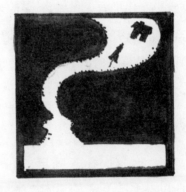

野外遇险应急处理

迷 路

每年都有不少的野游者、猎人、渔民或其他旅游者被困在没有标记的森林小径或偏远的运输道上，变得茫然无措——他们迷路了。

通常，人们迷路是因为不能将自己所处的位置同一些确知的因素，包括自然的或其他的，联系在一起并用作向导。同时，还因为缺乏观察力和较系统的离开与返回预定基地（如小径、道路、河流、高压线、溪水或湖泊等）的野游知识。出游时只是把一个特殊点（如帐篷、小屋、小船、汽车等）记在心上，这些往往是造成人们有时会迷路的部分原因。

怎样避免迷路

在野外，除非选择了固定的目标作为向导，否则，人们是会迷路的，因为弯曲的道路、茂密的森林、遥远的距离会使人无法看到目的地。为此，须记住以下避免迷路的方法：

（1）必须随时随地观察周围的地形，以确定方向。在离开自己的帐篷、汽车、独木桥、小船等物之前，要仔细观察周围地形，尽可能远地目测一下这一地区，确定左右各种固定的目标向导，如山峰、绝壁、寺庙、大树等。

（2）出发前要对营地周围那些突出的目标有清楚的记忆，以使在返回时，能用这些目标作向导。

（3）当离开一条道路、一条小溪、一条小径、一条河流、一座山峰或一座寺庙时，要记住是从哪一边离开的，把这些作为基本路线。

（4）记住来时与返回时经过了多少溪流，旅途经过了多少山峰，多少岔道。将自己走过的路画一个线路图。

迷路后怎么办

（1）如果发现自己处于一个陌生的地方，并难以找到返回自己营地的道路，此时不要认为自己迷了路，至少现在不是，也许就是几分钟的迷惑。

（2）如怀疑自己迷了路，应该立即停下来估计一下情况，盲目地继续前进，处境会更糟。不要惊慌，请坐下来，放松一下，做做深呼吸，嚼块口香糖，仔细回忆一下经过的房屋、溪流或其他地理特征，以寻找自己曾经走过的路线。

（3）当野游者刚发现自己难以确定方位时，一般情况下并未走多远，不会找不到路。麻烦的是大多数迷路者继续盲目前进，在森林中乱窜乱钻，使自己的处境更糟，一些迷路者甚至完全走出了搜寻地区的范围。

（4）有地图的话，先查一查图例，看看每个符号代表什么，并且找出自己立足处大概在地图上哪一区。看看周围有没有与地理标志相符的地理特征。在地图上找出迷路前的位置，然后回忆一下经过的房屋，溪流或其他地理特征，以追寻自己曾经走过的路线。

风雨中迷路自救

（1）如有维生袋（能容纳整个人的防水塑料袋），或其他维生装备，可留在原地等待雨过天晴；如没有维生袋装备，切不可留在原地，应迅速离开。

（2）如带着地图，查看有没有危险地带。例如，密集的等高线表示陡峭的山崖，应该绕道而行。

（3）溪涧流向显示下山的路线，但不要贴近溪涧而行，因为山上流水侵蚀河道的力量很强，河岸都非常陡峭。所以，应该循水声沿溪流下山。

（4）下山时留意有没有农舍或其他可避风雨的地方，小径附近通常都可找到藏身之所。

（5）别走近长着浅绿、穗状草丛的洼地,那里很可能是沼泽。

黑夜迷路自救

（1）如有月光,可看到四周环境,应该设法走向公路或农舍。

（2）如果身处漆黑的山中,看不清四周环境,不要继续行走,应该找个藏身之处,例如墙垣或岩石背风的一面。

（3）如果带有救生袋,应该钻进里面。几个人挤成一团能保温暖。这样,即使没有维生袋也能熬过寒夜。中间位置最为温暖,因此应该不时互相易位。

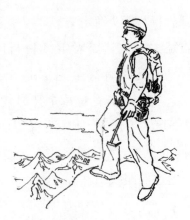

雪地迷路自救

雪反射的白光与天空的颜色一样时,地形变得模糊不清;地平线、高度、深度和阴影完全隐去。爬山运动员和探险家称这种现象为"乳白天空"。

（1）此时,最好停下来,等待乳白天空消失。如等待时有暴风雨来临,应挖空雪堆做个坑,或扩大树根部分的雪坑,然后躲进去。

（2）如有维生袋,在背后垫上树叶枯草,以隔开冰冷地面,然后躲进去。

（3）尽量多穿几层衣服，若最外层衣服有纽扣或拉链，要扣好、拉上。

（4）在衣服内交叉双臂，手掌夹于腋下，以保持温暖。

（5）如必须继续前进，可利用地图和指南针寻找方向。一边走一边向前扔雪球，留意雪球落在什么地方和怎样滚动，以探测斜坡的斜向。如果雪球一去无踪，前面就可能是悬崖。

雾中迷路自救

（1）拿出地图，并转至与指南针同向，然后决定向哪个方向走。

（2）循指南针所指，朝自己要走的方向望去，选定一个容易辨认的目标，例如岩石、乔木、蕨叶等。向目标走过去，再循指南针寻找前面的另一个目标。

（3）连续使用这个方法，直至脱离雾霭。

（4）如果没有地图或指南针，应该留在原地，等待雾霭消散。

无地图妙识方向法

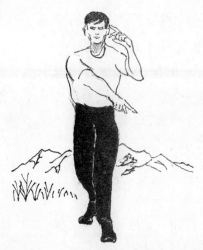

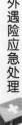

就算没有地图和指南针，也可能找到通往安全地方的路线。

（1）首先考虑能否返回刚才走过的大路。不可能往回走时，就观察环境。如看见道路或必会有路相接的参照物，例如房屋，电线杆等，应朝它走去。如果能从四周的地理特征粗略推断自己身在何处，就走向最接

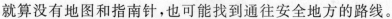

近的道路、铁路、河流等。边前进边留意路旁景物,估计自己走了多远。与前进路线垂直的道路、河流等目标是最佳选择,因为就算前进时稍微偏离了原定路线也能找到。与公路、输电线和电话线相接的道路会有人定期巡查,不用等很久就会遇到人,他们会帮忙找到该走的路。

(2)如找不着可靠的地理特征,可利用太阳分辨方向,以决定朝哪个方向走。正午时,北半球太阳在天顶靠南,南半球则在天顶靠北。如太阳被云层挡住,拿小刀刃或指甲锉缘竖放在塑料信用卡或拇指指甲之类有光泽的平面上,从平面上找出淡淡的阴影。太阳就在与阴影相反的方向。

(3)如有带指针的腕表并已校准当地时间可用下述方法辨别方向:

把腕表平放,时针指向太阳,并想象有一条线把时针与 12 点的夹角一分为二。比方说,如果是下午 4 点,分角线就会通过 2 点。这条分角线在北半球会指向正南,在南半球则指向正北。

如云层厚密见不到太阳,可观察树干或岩石上的苔藓。苔藓通常长在背光处,在北半球,朝北或东北那面苔藓较多,在南半球,则朝南或东南那面苔藓较多。不过,利用苔藓推测方向并不准确,因此,如有阳光穿过云层时,就应该利用太阳来确定方向。

如需在原地逗留一些时候,可竖立一根棍子在平地上测方向。每隔一小时左右,在棍子顶端阴影处做一个记号,把记号连成一线,就会指向东西两方。

溺 水

不熟悉水性意外落水,主要是气管内吸入大量水分阻碍呼吸,或因喉头强烈痉挛,引起呼吸道关闭,窒息死亡。人落水后,水、泥沙等杂物阻塞呼吸道,或因呼吸道痉挛而引起缺氧、窒息、死亡。落水被淹后一般 4~6 分钟即可致死。溺水多见于儿童、青少年和老人,以误落水中为多,偶有投水自杀者,意外事故如遇有洪水、船只沉翻等也是重要原因。

溺水的表现

溺水者面部青紫、肿胀、双眼充血,口腔、鼻孔和气管充满血性泡沫。肢体冰冷,脉细弱,甚至抽搐或呼吸心跳停止。轻者,落水时间短,口唇四肢末端易青紫,面肿,四肢发硬,呼吸浅表。

现场急救

(1)首先应保持镇静,千万不要手脚乱蹬拼命挣扎,可减少水草缠绕,节省体力。只要不胡乱挣扎,不要将手臂上举乱扑动,人体在水中就不会失去平衡,这样身体就不会下沉得很快。

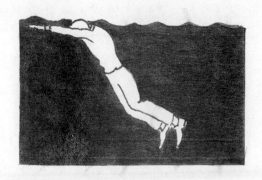

(2)除呼救外,落水后立即屏住呼吸,踢掉双鞋,然后放松肢体,当你感觉开始上浮时,尽可能地保持仰位,使头部后仰,使鼻部可露出水面呼吸,呼吸时尽量用嘴吸气、用鼻呼气,以防呛水。呼气要浅,吸气要深。因为深吸气时,人体比重降到 0.967,比水略轻,因为肺脏就像一个大气囊,屏气后人的比重比水轻,可浮出水面(呼气时人体比重为 1.057,比水略重)。

(3)千万不要试图将整个头部伸出水面,因为对于不会游泳的人来说将头伸出水面是不可能的,这种必然失败的做法将使落水者更加紧张和被动,从而使整个自救功亏一篑。

(4)当救助者出现时,落水者只要理智还存在,绝不可惊慌失措去抓抱救助者的手、腿、腰等部位,一定要听从救助者的指挥,让他带着你游上岸。否则不仅自己不能获救,反而连累救助者的性命。

(5)会游泳者,如果发生小腿抽筋,要保持镇静,采取仰泳位,用手将抽筋的腿的脚趾向背侧弯曲,可使痉挛松解,然后慢慢游向岸边。

对于手脚抽筋者,若是手指抽筋,则可将手握拳,然后用力张开,迅速反复多做几次,直到抽筋消除为止;若是小腿或脚趾抽筋,先吸一口气仰浮水上,用抽筋肢体对侧的手握住抽筋肢体的脚趾,并用力向身体方向拉,同时用同侧的手掌压在抽筋肢体的膝盖上,帮助抽筋腿伸直;要是大腿抽筋的话,可同样采用拉长抽筋肌肉的办法解决。

互救办法

(1)注意:若未受过专业救人的训练或未领有救生证,切记请不要轻易下水救人。谨记一点:会游泳并不代表会救人。

(2)若发现有人溺水,应立刻通知119与当地救难人员协助求援。

(3)溺水情形发生时,在岸边的民众不宜直接下水,最好的救援方式是丢绑绳索的救生圈或长竿类的东西,千万不要徒手下水救人,可就地取材,树木、树藤、枝干、木块、矿泉水瓶都可利用来救人。

(4)抢救溺水者需要入水,须先脱衣解裤,以免被溺水者缠住而无法脱身。游到溺水者面前约3至5米,先吸大口气潜入水中从溺水者背后施救,才不至于被对方困住。须知当一个人面临死亡的一瞬间,力量绝对惊人,万一被溺水者缠住,应速设法摆脱,不然会有危险。如果状态不佳,不要试图下水,最好办法就是呼救。

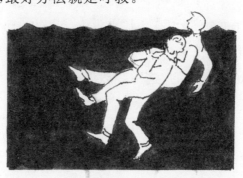

（5）在水中要拖着伤者的头颈与上背使成直线，并维持脸朝上露出水面，若溺水者呼吸不理想，即使还在水中仍应开始施予人工呼吸。

（6）出水后，如果溺水者呼吸心跳已停止，立即进行口对口人工呼吸，同时进行胸外心脏按压。

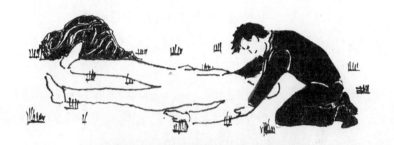

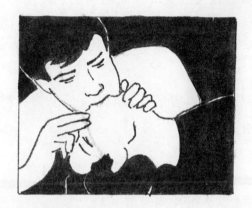

溺水者的岸上复苏救护

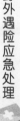

1. 拨打120

在急救的第一步就是通知120，而伤者都必须以颈椎受伤者处理，以避免急救完伤者已成植物人，或不当急救造成脊椎受损。

2. 排除异物

救上来只是工作的一半，使溺水者复苏是另一半，而且对挽救生命来说是同等重要的。首先将头转向一侧，迅速清理溺水者口鼻内污泥、痰涕，有义齿取下义齿，再将头转回正面。

3. 出水后的救护

如果你有资格并经过训练可以做心肺复苏术(CPR)(民众最好能学习 CPR 技巧);但是如果不知道心肺复苏术时应立即寻求援助。在等待时可试做口对口复苏术,这能拯救生命。如果溺水者呼吸心跳已停止,立即进行口对口人工呼吸,同时进行胸外心脏按压。

(1)确定一下这位失去知觉的人到底是否在呼吸,看看胸部是否有起伏。

(2)使溺水者仰卧。

(3)为了采取通用安全措施,尽可能戴上乳胶手套,弄开患者的嘴,用你的手指除掉咽部或气道里的任何阻塞物。

(4)为了避免病毒或其他致病菌通过唾液传播,把一次性导气管袋放在救助者口和患者的口上(如果此人是亲密的家庭成员,则可以不必这样做)。

(5)把一只手放在溺水者的下颌,另一只手放在他的前额。翘起溺水者头让通畅气道。

(6)捏鼻孔。

(7)人工吹气。

(8)救助者的嘴完全包住溺水者的嘴。

(9)用力吹气连续做 2 次。

(10)人工胸外按压 30 次。

(11)重复这一过程(至少 5 个循环吹气 2 次按压 30 次即 30:2 为一个循环)。

4. 送往医院

恢复呼吸和心跳后,立即送往医院。实际上,溺水后的 48 小时是最危险的。易并发肺炎、心衰等,因此应尽早将溺水者送往医院。

日常预防

（1）坚持预防为主。水域管理部门应加强安全管理,在水域周边设置警示标志和禁止游泳标志,并对其周围进行经常性的安全巡查,做到防患于未然。

（2）保卫处应利用监控设备对水面进行 24 小时监控,配合水域管理部门及时发现可能发生的安全隐患。

（3）保卫处应在水域周边设置必要的救生器材,并就近存放救生衣、救援绳、潜水服等救生器材。

（4）保卫处应和水域管理部门、校医院等有关部门成立联合溺水救援小分队,并不定期进行救生演练,提高救生能力。

儿童溺水急救方法

婴儿和儿童即使在水很浅的地方也可能溺水。一定要让孩子远离澡盆或洗衣机等地方。而且,为防止万一出现的溺水做准备,要学会人工呼吸、心脏按压等施救方法。

1. 首先应采取的措施

※大声呼叫。

※叫名字以确认是否有意识。

※检查鼻子测气息,确认是否有呼吸。

※观察是否有心跳。

2. 采取急救措施

有意识时：

用毛毯等裹起来保温,然后送医院。

如果肚子鼓起来时,将孩子趴着,手按在腹部并上提腰部,让孩子把水吐出来。或者救护者坐着,将孩子的腹部放在膝盖上,让孩子头朝下,轻敲其后背。

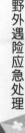

野外遇险应急处理

无意识时：

若溺水者已无意识，应迅速将溺水者仰卧，把头偏向一侧，清除口鼻内淤泥杂草、呕吐物。若溺水者呼吸微弱或无呼吸，应迅速对其进行人工呼吸。人工呼吸的方法是：将溺水者仰卧位，施救者一手捏住溺水者的鼻翼，一手掰开溺水者的嘴，迅速口对口吹气，2次。人工呼吸频率是每分钟8～10次。若溺水者呼吸、心跳均已停止，应立即对其进行心肺复苏。施救者对溺水者两乳头连线中点进行胸外心脏按压，按压深度至少5cm，按压频率每分钟至少100次，与人工呼吸互相协调操作，心脏按压与人工呼吸比为30：2。

单人心肺复苏

114

触 电

日常生活中电击伤病例十分常见。在非自然因素下，主要集中于违章作业、设备老化、线路年久失修、违章布线、缺少用电常识、电器漏电及对儿童看管不严，致使其乱摸线路等原因。另外，在阴雨天踢球，在树下避雨而遭雷击的事情也时有发生，这些都是不懂生活常识的结果。

触电事故方式

按照人体触及带电体的方式和电流流过人体的途径，电击可分为低压触电和高压触电。其中低压触电可分为单线触电和双线触电，高压触电可分为高压电弧触电和跨步电压触电。

单线触电：当人体直接碰触带电设备其中的一线时，电流通过人体流入大地，这种触电现象称为单线触电。对于高压带电体，人体虽未直接接触，但由于超过了安全距离，高电压对人体放电，造成单相接地而引起的触电，也属于单线触电。低压电网通常采用变压器低压侧中性点直接接地和中性点不直接接地（通过保护间隙接地）的接线方式。

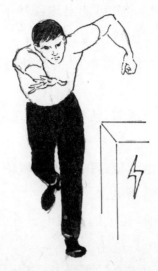

双线触电：人体同时接触带电设备或线路中的两相导体，或在高压系统中，人体同时接近不同相的两相带电导体，而发生电弧放电，电流从一相导体通过人体流入另一相导体，构成一个闭合电路，这种触电方式称为双线触电。发生双线触电时，作用于人体上的电压等于线电压，这种触电是最危险的。

高压电弧触电：高压电弧触电是指人靠近高压线（高压带电体），造成弧光放电而触电。电压越高，对人身的危险性越大。干电池的电压只有 1.5V，对人不会造成伤害；家庭照明电路的电压是 220V，就已经很危险了；高压输电线路的电压高达几万伏甚至几十万伏，即使不直接接触，也能使人致命。

跨步电压触电：当电气设备发生接地故障，接地电流通过接地体向大地流散，在地面上形成电位分布时，若人在接地短路点周围行走，其两脚之间的电位差，就是跨步电压。由跨步电压引起的人体触电，称为跨步电压触电。跨步电压的大小受接地电流大小、鞋和地面特征、两脚之间的跨距、两脚的方位以及离接地点的远近等很多因素的影响。人的跨距一般按 0.8m 考虑。由于跨步电压受很多因素的影响以及地面电位分布的复杂性,几个人在同一地带(如同一棵大树下或同一故障接地点附近)遭到跨步电压电击时,完全可能出现截然不同的后果。

下列情况和部位可能发生跨步电压电击:

※带电导体,特别是高压导体故障接地处,流散电流在地面各点产生的电位差造成跨步电压电击。

※接地装置流过故障电流时,流散电流在附近地面各点产生的电位差造成跨步电压电击。

※正常时有较大工作电流流过的接地装置附近,流散电流在地面各点产生的电位差造成跨步电压电击。

※防雷装置接受雷击时,极大的流散电流在其接地装置附近地面各点产生的电位差造成跨步电压电击。

※高大设施或高大树木遭受雷击时,极大的流散电流在附近地面各点产生的电位差造成跨步电压电击。

现场急救

(1)立即切断电源。如果离触电电源开关较近,要迅速断开开关;如果开关较远,可用绝缘物使人与电线脱离。挑开的电线应放置妥当,以免再次触电。

(2)发现有人触电,应立即就地抢救,解开触电者的上衣和裤带,检查呼吸、心跳情况。

(3)对呼吸停止、心跳存在者,立即进行口对口人工呼吸。

(4)发现心跳停止者,立即进行胸外心脏按压,同时进行口对口人工呼吸。

(5)有条件时给予氧气吸入。

(6)进行各种合并伤的急救,如止血、包扎、骨折固定等。

注意事项

(1)坚持先断电后救人的原则,以免因救人造成自身触电。

（2）在切断电源时，千万不可用斧头砍电缆或用导电材料挑电线，更不能用手去拉触电伤者。

（3）要保持伤口干燥，不可用水清洗创面，可按烧伤进行处理。

（4）触电者有时会长时间"假死"。因此，在抢救时一定要有信心，坚持直到触电者复苏或出现死亡特征时，方可终止抢救。

（5）触电者恢复了心跳和呼吸，伤情稳定后，在医务人员的监护下送医院治疗。

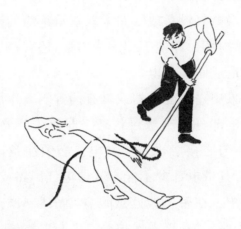

触电的预防措施

1. 物理预防措施

（1）直接触电的预防

直接触电的预防措施有以下 3 种：

※绝缘措施。良好的绝缘是保证电气设备和线路正常运行的必要条件，是防止触电事故的重要措施。选用绝缘材料必须与电气设备的工作电压、工作环境和运行条件相适应。不同的设备或电路对绝缘电阻的要求不同。例如：新装或大修后的低压设备和线路，绝缘电阻不应低于0.5兆欧；运行中的线路和设备，绝缘电阻要求每伏工作电压1千欧以上；高压线路和设备的绝缘电阻不低于每伏1000兆欧。

※屏护措施。采用屏护装置，如常用电器的绝缘外壳、金属网罩、金

117

属外壳、变压器的遮栏、栅栏等将带电体与外界隔绝开来,以杜绝不安全因素。凡是金属材料制作的屏护装置,应妥善接地或接零。

※ 间距措施。为防止人体触及或过分接近带电体,在带电体与地面之间、带电体与其他设备之间,应保持一定的安全间距。安全间距的大小取决于电压的高低、设备类型、安装方式等因素。

(2)间接触电的预防

间接触电的预防措施有以下3种:

※ 加强绝缘。对电气设备或线路采取双重绝缘的措施,可使设备或线路绝缘牢固,不易损坏。即使工作绝缘损坏,还有一层加强绝缘,不致发生金属导体裸露造成间接触电。

※ 电气隔离。采用隔离变压器或具有同等隔离作用的发电机,使电气线路和设备的带电部分处于悬浮状态。即使线路或设备的工作绝缘损坏,人站在地面上与之接触也不易触电。必须注意,被隔离回路的电压不得超过500伏,其带电部分不能与其他电气回路或大地相连。

※ 自动断电保护。在带电线路或设备上采取漏电保护、过流保护、过压或欠压保护、短路保护、接零保护等自动断电措施,当发生触电事故时,在规定时间内能自动切断电源起到保护作用。

2. 其他预防措施

(1)加强用电管理,建立健全安全工作规程和制度,并严格执行。

(2)使用、维护、检修电气设备,严格遵守有关安全规程和操作规程。

(3)尽量不进行带电作业,特别在危险场所(如高温、潮湿地点),严禁带电工作;必须带电工作时,应使用各种安全防护工具,如使用绝缘棒、绝缘钳和必要的仪表,戴绝缘手套,穿绝缘靴等,并设专人监护。

(4)对各种电气设备按规定进行定期检查,如发现绝缘损坏、漏电和其他故障,应及时处理;对不能修复的设备,不可使其带"病"工作,应予以更换。

(5)根据生产现场情况,在不宜使用380/220伏电压的场所,应使用12~36伏的安全电压。

（6）禁止非电工人员乱装乱拆电气设备,更不得乱接导线。

（7）加强技术培训,普及安全用电知识,开展以预防为主的反事故演习。

被困山中

被困山中如何自救

首先要选择栖身的处所。如被困在山谷,周围高地比谷底安全。躲进洞穴中或在凸出的岩石下暂时栖身。这些地方能遮挡风雨烈日,通常也有水或较湿润,但须提防雷暴、电击。

接下来要用各种方法发出求救讯号:

（1）吹哨子或高声呼喊,吸引别人注意;在山中,声音可传得很远,按国际求救信号呼救:一分钟 6 次,停顿 1 分钟,不断重复做下去。这样比不定时呼叫更令人注意。

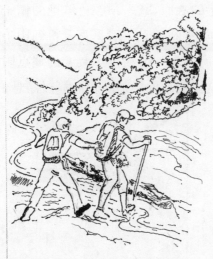

野外遇险应急处理

（2）把多余衣服或颜色鲜艳的布块铺在地上,以显示自己的位置。

（3）国际通用的山中求救信号是哨声或光照,每 6 分钟响或照 6 次,停顿一分钟,重复同样信号。

(4)用树枝、石块或衣服等物在空地上砌出 SOS 或其他求救字样,每字最少长 6 厘米。如在雪地,则在雪上踩出这些字。

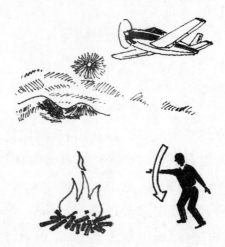

(5)如果有火柴和木柴,点起一堆或几堆火,烧旺了加些湿枝或青草,使火堆升起大量浓烟。

(6)穿着颜色鲜艳的衣服,戴一顶颜色鲜艳的帽子。同时,拿颜色最鲜艳又宽大的衣服当旗子,不断挥动。看见直升机到山上来援救而飞近时,引燃烟雾信号弹(如果备有的话),或在垂索救人的地点附近生一堆火,升起浓烟,让机师知道风向,这样能帮助机师准确地掌握停悬的位置。

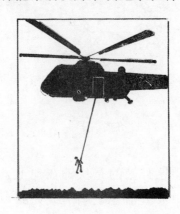

中　暑

　　中暑是由高温环境引起的体温调节中枢功能紊乱、汗腺功能衰竭和（或）水、电解质失衡及神经系统功能损害引起的疾病。

　　人体适宜的外界环境温度是 20℃～25℃，相对湿度为 40％～60％，通常室温下，人体分别依靠辐射（60％）、蒸发（25％）、对流（12％）、传导（3％）的方式散热。人体由于种种原因产热大于散热或散热受阻，则体内有过量热蓄积，大量出汗使水和盐丢失过多，引起器官功能紊乱和组织损害。如在高温（室温＞35℃）或在强热辐射下从事长时间劳动，如无足够防暑降温措施，可发生中暑；在气温不太高而湿度较高和通风不良的环境下从事重体力劳动也可中暑。

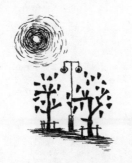

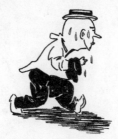

原因

　　中暑的原因有很多，在高温作业的车间工作，如果再加上通风差，则极易发生中暑;农业及露天作业时,受阳光直接暴晒,再加上大地受阳光的暴晒,使大气温度再度升高,使人的脑膜充血,大脑皮层缺血而引起中暑,空气中湿度的增强也易诱发中暑;在公共场所人群拥挤集中,产热集中,散热困难易诱发中暑。

中暑的发生不仅和气温有关,还与湿度、风速、劳动强度、高温环境、曝晒时间、体质强弱、营养状况及水盐供给等情况有关。

诱发中暑的因素很复杂,但其中主要因素还是气温。根据气象特点,可将发生中暑现场小气候分为两类:一类是干热环境,这是以高气温、强辐射热及低湿度为特点,环境气温一般可较室外高 5℃～15℃,相对湿度常在 40％以下;另一类为湿热环境,即气温高,湿度高,但辐射热并不强。由于气温在 35℃～39℃时,人体 2/3 余热通过出汗蒸发排泄,此时如果周围环境潮湿,汗液则不易蒸发。

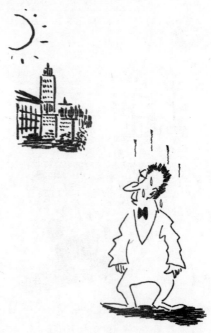

据实验,导致中暑发生的条件:①相对湿度 85％,气温 30℃～31℃;②相对湿度 50％,气温 38℃;③相对湿度 30％,气温 40℃。

容易中暑的人群

（1）老龄人：由于皮肤汗腺萎缩和循环系统功能衰退，肌体散热不畅。

（2）孕产妇：因为怀孕或产后体力消耗大，身体虚弱，如果长期逗留在通气不良、温度较高的室内，就容易中暑。

（3）婴幼儿：婴幼儿的各系统发育不够完善，体温调节功能差，皮下脂肪又比较多，对散热不利。

（4）心血管病患者：炎热天气会使心血管病患者的交感神经兴奋，加重心血管的负荷。尤其是心脏功能不全的患者，他们体内的热量不能及时散发而积蓄，所以容易中暑。

（5）糖尿病患者：糖尿病患者的机体对内外环境温度变化反应迟钝，虽然热量已经积蓄在体内，但患者的自觉症状却出现得较晚，容易中暑。

（6）感染性疾病患者：患一些感染性疾病的患者，因为细菌或病毒性感染可以使人体产生内源性致热原，让机体产热加速。炎症还能使机体释放出一些物质，使血管痉挛收缩，更不利于散热而容易中暑。

（7）营养不良者：营养不良者因为营养素的缺乏导致血压下降，反射性地引起血管的收缩。他们还容易反复腹泻，导致脱水和电解质紊乱，导致中暑。

（8）正在服药的患者：服用抗组织胺药、抗胆碱药、安眠药等的人也会血管收缩，使体温调节中枢发生障碍，容易中暑。

表现

1. 先兆中暑

患者在高温环境中劳动一定时间后，出现头昏、头痛、口渴、多汗、全身疲乏、心慌注意力不集中、动作不协调等症状，体温正常或略增高。

野外遇险应急处理

123

2. 轻症中暑

除有先兆中暑症状外,出现面色潮红、大量出汗、脉搏快速等表现,体温升高至 38.5℃以上。

3. 重症中暑

除以上症状外,体温超过 40℃以上包括热射病、热痉挛、热衰竭三种类型:

(1)热痉挛:是由于失水、失盐引起的肌肉痉挛。常发生在高温强体力劳动后,患者先大量出汗后只饮水而未补充食盐,突然出现阵发性四肢肌肉、腹壁肌肉,甚至肠平滑肌痉挛和疼痛。

(2)热衰竭:主要因周围循环血量不足,引起虚脱或短暂晕厥。常发生在未适应高温作业的新工人和体弱者。常无高热,患者先有头痛、头晕、恶心,继有口渴、胸闷、面色苍白、冷汗淋漓、脉搏细弱、血压偏低,可有晕厥、抽搐。

(3)热射病:典型表现为高热、无汗、昏迷。严重者可休克、心律失常、心力衰竭、肺水肿、脑水肿、肝肾功能衰竭、弥散性血管内凝血等。

现场急救

1. 先兆与轻症中暑

(1)立即将患者移至阴凉通风处、电扇下或空调室以增加辐射散热。

(2)给予清凉含盐饮料(如淡盐水或茶水)。

(3)可选服人丹、十滴水、开胸顺气丸、藿香正气水等。

(4)用清凉油、风油精涂擦太阳穴、合谷等穴。

(5)体温高者给予冷敷或酒精擦浴。

(6)必要时可静脉滴注 5％葡萄糖盐水 1000 毫升。

2. 重症中暑

重症中暑病情危重,尤其热射病预后严重,死亡率可达 30％,现场

采取以下急救措施:

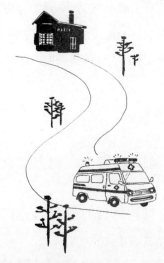

(1)物理降温:将患者浸浴在10℃~16℃冷水中,并按摩四肢皮肤,加速血液循环,促进散热(循环衰竭者不宜应用);每隔15分钟,测肛温,肛温降至38.5℃时停止降温,移至空调室观察。年老体弱及心血管病患者移至空调室酒精擦浴或于头、两腋、两大腿根部放置冰袋。

(2)求救120,对症及支持治疗。

(3)及时用空调车转运至医院进一步抢救。

儿童中暑急救方法

暑热伤害的症状包括:宝宝起先是肤色看似红润,但触摸感觉干燥温热,烦躁不安及哭闹,呼吸及脉搏加速,接着会显得倦怠、昏眩、抽搐或进入昏迷状态,测量体温时可高达39℃以上。紧急处理方法如下:

(1)维持呼吸道的通畅。

(2)每隔10~15分钟给予一些不含咖啡因的清凉饮料,但有呕吐者勿给。

(3)将宝宝移到阴凉处,除去衣物,用电扇及冷气降低环境温度。全身可以温凉的湿毛巾擦拭(以自来水润湿即可;切勿以酒精或冰水取

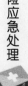

野外遇险应急处理

代),或放进凉水(非冷水)浴盆里,使其体温(肛温)降到39℃即可,勿使体温剧降成过低。切勿使用冰水或冰块,因为过冷的冰水会使皮肤血管极度收缩,皮肤血流阻断无法继续排热。暑热者勿给予一般的退烧药剂,因其退烧机理有可能反而对身体不利。

(4)立即送医治疗。

预防

(1)勿使宝宝在大太阳之下曝晒。把宝宝放置在没冷气的密闭车内也很危险。

(2)保持四周环境通风,并保持温度的适宜。

(3)小宝宝勿包裹太紧。

126

(4)注意水分的给予。有生病发烧或腹泻的情况,要特别注意给水,勿使身体水分丧失过多而导致脱水。

毒蛇咬伤

被毒蛇咬伤,会有不同的反应,大多数被毒蛇咬伤的伤口会出现疼痛、发黑、水肿,毒素可通过血液扩散。被蛇咬伤后均应紧急拨打120呼救。

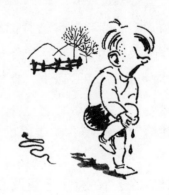

毒蛇的分类

毒蛇大致可分成三大类：

（1）以神经毒为主的毒蛇：有金环蛇，银环蛇及海蛇等，毒液主要作用于神经系统，引起肌肉麻痹和呼吸麻痹。

（2）以血液毒为主的毒蛇：有竹叶青、蝰蛇和龟壳花蛇等，毒液主要影响血液及循环系统，引起溶血、出血、凝血及心脏衰竭。

（3）兼有神经毒和血液毒的毒蛇：有蝮蛇、大眼镜蛇和眼镜蛇等，其毒液具有神经毒和血液毒的两种特性。

蛇毒的有效成分

（1）神经毒：主要作用于神经系统。

（2）心脏毒：主要作用于心脏引起心衰。

（3）溶细胞毒：可使血细胞破坏，血管内皮细胞发生坏死。

（4）凝血素：可引起血栓形成。

（5）各种酶：可引起溶血和组织破坏。

蛇毒的毒性强度

各种毒蛇毒液的毒性强度是不同的，有的毒蛇伤人后死亡率高；有的仅引起症状。

表现

被毒蛇咬伤后，患者出现症状的快慢及轻重与毒蛇种类、蛇毒的剂量与性质有明显的关系。当然咬伤的部位、伤口的深浅及患者的抵抗力也有一定的影响。毒蛇在饥饿状态下主动伤人时，排毒量大，后果严重。

1. 神经毒致伤的表现

伤口局部出现麻木，知觉丧失，或仅有轻微痒感。伤口红肿不明显，

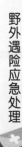

野外遇险应急处理

出血不多,约在伤后半小时后,觉头昏、嗜睡、恶心、呕吐及乏力。重者出现吞咽困难、声嘶、失语、眼睑下垂及复视。最后可出现呼吸困难、血压下降及休克,致使机体缺氧、发绀、全身瘫痪。如抢救不及时则最后出现呼吸及循环衰竭,患者可迅速死亡。神经毒吸收快,危险性大,又因局部症状轻,常被人忽略。伤后的第1～2天为危险期,一旦度过此期,症状就能很快好转,而且治愈后不留任何后遗症。

2. 血液毒致伤的表现

咬伤的局部迅速肿胀,并不断向近侧发展,伤口剧痛,流血不止。伤口周围的皮肤常伴有水疱或血泡,皮下淤斑,组织坏死。严重时全身广泛性出血,如结膜下淤血、鼻衄、呕血、咯血及尿血等。个别患者还会出现胸腔、腹腔出血及颅内出血,最后导致出血性休克。患者可伴头昏、恶心、呕吐及腹泻,关节疼痛及高热。由于症状出现较早,一般救治较为及时,故死亡率可低于神经毒致伤的患者。但由于发病急,病程较持久,所以危险期也较长,治疗过晚则后果严重。治愈后常留有局部及内脏的后遗症。

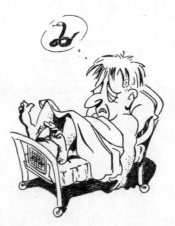

3. 混合毒致伤的表现

兼有神经毒及血液毒的症状。从局部伤口看类似血液毒致伤,如局部红肿、淤斑、血泡、组织坏死及淋巴结炎等。从全身来看,又类似神经毒致伤。此类伤员死亡原因仍以神经毒为主。

紧急处理

(1)保持患者镇静并静止不动,保持冷静,不要惊慌,以免引起血流加速,加速毒素扩散。

(2)如果可能的话,使咬伤处低于心脏水平。

(3)脱去伤口附近的衣服和首饰。

(4)如果是上肢或下肢被咬伤,可以在伤口上方绑一个带子。如无带子,应就地取材,如裤带、鞋带、手帕或把衣服撕成条带结扎。最好在伤后1～2分钟即绑扎好。每15～30分钟放开带子1～2分钟。如果肿胀已超过带子,应将带子上移。要一直绑到医护人员开始急救之时。

(5)伤口中如有折断的毒牙,应立即拔除。

(6)遭蛇袭击后的5～10分钟内,用大量清水冲洗伤口,最好先用肥皂清洗。

(7)如医务人员需30分钟以上才能赶到,不能一味等待,首先用消毒的刮胡刀片或用火烧过的刀,切开和扩大伤口,以清除伤口中的毒液。应按牙痕的方向纵行切开或经伤口做十字切开,切口长1～1.5cm,深达真皮。注意伤口切开只适用于四肢,不要在头颈及躯干部位做切开伤口的操作。

(8)如果伤口流血不止,忌切开,可直接挤压排毒。方法是用双手从上向下,从外向内,由伤口周围向伤口中,均匀推挤,使毒液从伤口中排出。至少持续20～30分钟,直至伤口局部由青紫色转为正常皮肤颜色,伤口流出鲜红色血液为止。也可用拔火罐的方法反复吸出毒液。

(9)紧急情况下可以立即在咬伤处用口吸吮,边吸边吐,千万勿将毒液咽下。吸后伤口消毒,漱口;吸吮毒液者口腔应没有破损或龋齿,以防中毒。

(10)可用火烧烙蛇咬伤部位。如果现场条件所限,可把几根火柴捆齐,点燃后对准伤口烙下去,直至伤口皮肉发白变硬为止。

(11)如果有药,可立即服蛇药。也可将蛇药用温水溶成糊状,距离伤口四周约1.5～2厘米处涂药(伤口内不用涂),以阻止毒液蔓延。

(12)可给伤者饮大量饮料,如牛奶、茶水,但禁忌饮酒。

(13)不要在蛇咬伤口部位使用油膏、抗生素药膏。

(14)不要让患者自己走动,需移动时,应由他人抬运。

预防

蛇咬伤严重地威胁着广大劳动者的身体健康,应在危害最大的地区,采取积极的预防措施,尽量减少蛇咬伤的发病率,降低死亡率。首先要建立健全的蛇伤防治网,从组织上及人力上予以落实,做到任务明确,专人负责。同时要搞好预防蛇伤的基本知识。在野外从事劳动生产的人员,进入草丛前,应先用棍棒驱赶毒蛇,在深山丛林中作业与执勤时,要随时注意观察周围情况,及时排除隐患,应穿好长袖上衣、长裤及鞋袜,必要时戴好草帽。遇到毒蛇时不要惊慌失措,应采用左、右拐弯的走动来躲避追赶的毒蛇,或站在原处,面向毒蛇,注意来势左右避开,寻找机会拾起树枝自卫。

被蜂蜇伤

表现

1. 一般反应

人被蜂蜇伤后,局部有疼痛、红肿、麻木,数小时后能自愈;少数蜇伤处出现水疱,很少有全身中毒症状。

2. 全身反应

被群蜂多处蜇伤,在很短时间内即有发热、恶心、呕吐,重者发生溶血、出血、烦躁不安、肌肉痉挛、抽搐、昏迷和急性肾衰竭。

3. 过敏反应

对蜂毒过敏者会迅速出现荨麻疹、喉头水肿和（或）气管痉挛，可导致窒息，并可发生过敏性休克。

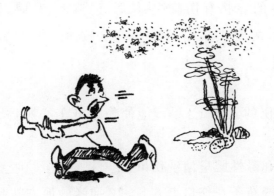

现场急救

（1）被蜂蜇伤后，其毒针会留在皮肤内，必须立即将叮在皮肤内的断针剔出，可用镊子将毒针或毒毛拔掉。如果有透明胶带，可粘在发痒部位后再用力撕开，这样可以粘掉毒针或毒毛。

（2）用力掐住被蜇伤的部分，用嘴反复吸吮，以吸出毒素。

（3）面部可用冰块或冷水湿敷，以延缓毒液吸收，并减轻机体对毒液的反应，禁用热敷。

（4）蜂毒一般为酸性，可在伤口处用 3％稀氨溶液（氨水）、碳酸氢钠（小苏打水）或肥皂水冲洗，但黄蜂毒汁为碱性，往患处涂氨水基本无效，应该用醋酸外搽。如果身边暂时没有药物，可用肥皂水充分洗患处，然后再涂些食醋或柠檬。

（5）局部红肿处可用炉甘石洗剂外涂，也可试用风油精、清凉油或绿药膏等外涂。

（6）有全身反应及过敏反应者应紧急拨打 120 电话呼救，尽快送往医院急救。

被蝎蜇伤

被蝎子蜇伤的症状有伤口灼痛、恶心、麻木、耳鸣、发烧、胃痛性痉挛、惊厥,甚至休克、暂时失语,有时甚至会致命。

现场急救

(1)让被蜇伤的人躺下,尽可能使伤口低于心脏,减慢毒液的循环速度。

(2)用清水和碱性肥皂清洗伤口。

(3)用纱布或布条在伤口上方5~10厘米的地方扎起来,不要过紧,布条下边要能放进一个手指。

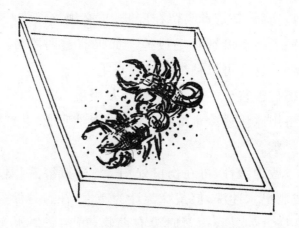

(4)如果被蜇的地方开始肿胀,肿胀部位已经接近捆扎的布条,就在第一次扎布条部位上方5~10厘米的地方另扎一个布条,并解下第一次扎的布条。

(5)不管毒液造成什么损害,3分钟后都要取下所扎的布条。

(6)把冰块包在毛巾里进行冷敷,以减轻疼痛。

（7）可用蛇药片以凉水调成糊状，在距伤口 2 厘米处环敷一圈（药不要进入伤口）。伤口妥善处理后即可将绑扎带松开；根据情况，可预防性应用一些抗生素，中毒严重者及儿童，应立即送医院救治。

也可选用以下药物外敷：

①明矾，研细末，用米醋调敷；

②雄黄、明矾等份，研细末，用茶水调敷；

③大青叶、马齿苋、薄荷叶捣烂外敷即可。

（8）在医疗救护到来之前，仔细观察伤者是否出现休克或呼吸困难，随时准备采取相应的救助措施。

蜈蚣咬伤

蜈蚣有一对很尖的牙，毒液会顺着尖牙注入被咬者体内。被小蜈蚣咬伤，只会产生局部红肿和疼痛。如果被热带大型蜈蚣咬伤，会引起局部坏死、发热、淋巴管发炎、头晕、头疼、恶心、呕吐等全身症状。被蜈蚣咬伤后，马上用 3％氨水、5％碳酸氢钠溶液或肥皂水洗净伤口，或者选择鲜蒲公英、鲜扁豆叶、芋头、鱼腥草中任意一种 50～100 克捣烂敷在伤口上。或者把蛇药涂在伤口周围，千万不要直接涂在伤口上。也可以局部冷敷。有过敏症状的，要服用抗组织胺类药物，如扑尔敏、苯海拉明等。剧痛或全身症状较重的要尽快送到医院救治。

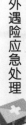

野外遇险应急处理

家庭防治蜈蚣

（1）买除虫菊酯（药店可能有卖），在蜈蚣经常出现的地方喷洒，如下水道入口，可杀之。

（2）买除虫药片密闭熏之；雄黄加酒撒进下水道。

（3）使环境尽量干燥。

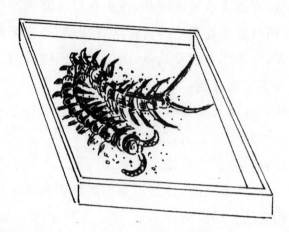

（4）养公鸡抓之。

（5）清除窗外的爬山虎等植物。

（6）在门口和窗口及另外有可能爬入蜈蚣的地方撒石灰粉，因为蜈蚣喜欢潮湿的环境。

（7）用艾草熏屋子。

（8）敌敌畏的稀释溶液，在屋里的地面和角落里喷洒。

蚂蟥咬伤

蚂蟥又称水蛭，一般栖于浅水中。但在亚热带的丛林地带，还有一种旱蚂蟥常成群栖于树枝和草上。

蚂蟥致伤是以吸盘吸附于暴露在外的人体皮肤上，并逐渐深入皮内吸血。被咬部位常发生水肿性丘疹，不痛。因蚂蟥咽部分泌液有抗凝血作用，伤口流血较多。

现场急救

一旦发现被蚂蟥叮咬住，可按如下方法处理：

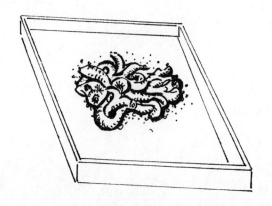

（1）千万不要硬性将蚂蟥拔掉，因为越拉蚂蟥的吸盘吸得越紧，一旦蚂蟥被拉断，其吸盘就会留在伤口内，容易引起感染、溃烂。

（2）可以在蚂蟥叮咬部位的上方轻轻拍打，使蚂蟥松开吸盘而掉落。也可以用烟油、食盐、浓醋、酒精、辣椒粉、石灰等滴撒在虫体上，使其放松吸盘而自行脱落。

（3）蚂蟥掉落后，若伤口流血不止，可先用干净纱布压迫1～2分钟，血止后再用5％碳酸氢钠溶液洗净伤口，涂上碘酊或龙胆紫液，用消毒纱布包扎。若再出血，可往伤口上撒云南白药或止血粉。

（4）蚂蟥掉落后，若伤口没出血，可用力将伤口内的污血挤出，用小苏打水或清水冲洗干净，再涂以碘酊或酒精进行消毒。

（5）若蚂蟥钻入鼻腔，可用蜂蜜滴鼻使之脱落。若不脱落，可取一盆清水，伤员屏气，将鼻孔侵入水中，不断搅动盆中之水，蚂蟥可被诱出。

（6）若蚂蟥侵入肛门、阴道、尿道等处，要仔细检查蚂蟥附着的部位，然后向虫体上滴食醋、蜂蜜、麻醉剂（如1％地卡因、2％利多卡因）。待虫体回缩后，再用镊子取出。

野外遇险应急处理

老鼠咬伤

老鼠咬人的事不多见，一般被咬的都是年龄很小的婴儿，因为老鼠对婴儿身上的奶味很敏感。

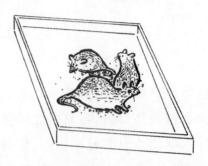

如果熟睡中的婴儿突然啼哭，家长要仔细检查是不是被老鼠咬伤。被老鼠咬伤的伤口很小，很容易被忽略，所以检查的时候要很细心。老鼠是多种疾病的传染者，孩子一旦被老鼠咬伤，必须及时妥善处理。先用清水冲洗伤口，把伤口内的污血挤出来，用过氧化氢液消毒。然后把鲜薄荷洗干净，捣烂涂在伤口上，能止痛、止痒、消肿，并要尽快送到医院诊治。

蚂蚁咬伤

蚂蚁对温度的反应敏感，多半在炎热天气活动。它们喜欢香甜的食品，如蛋糕、蜂蜜、麦芽糖、红糖、鸡蛋、水果核、肉皮、死昆虫等。被蚂蚁咬了一般都会中毒的，只是毒性轻重不一样。如果被身边普通的蚂蚁咬了，起个小包是没什么大的伤害的，擦一点碘酒，或普通白酒就没事了。如果是被热带地区蚂蚁或森林中的蚂蚁咬了，并有剧痛感，就要引起重视，在进行简易消毒处理的同时，要及时呼叫当地120。

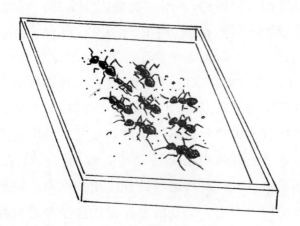

现场急救

毒蚂蚁咬伤的处理：

（1）毒蚂蚁唾液为酸性，可外涂肥皂水或清水冲洗叮咬部位。或用3％～10％的氨水、5％～10％碳酸氢钠溶液。

（2）叮咬局部可用冰敷，减少血液及淋巴扩散，减轻肿胀和疼痛感。

（3）保持皮肤清洁，切勿搔痒，以免脓包破溃，造成伤口的继发感染。使用皮质类固醇类激素软膏涂抹患处。

（4）如有全身反应者，可进行抗过敏、抗休克等治疗。可肌注非那根25mg或口服抗敏药。瘙痒局部可外用强效皮质类固醇类激素软膏，3～5 天应能缓解。

预防

消灭家里的蚂蚁，要先清除卫生死角，保持干燥，在蚂蚁出没处熏蒸硫黄，泼洒硫黄粉末，或用稀释的 84 消毒液喷洒。最主要的还是保持卫生。杀虫剂、蚊香也是非常有效的。尽可能找出蚂蚁来源，一般蚂蚁不会到家中，很有可能是家中有吸引蚂蚁的东西，如暴露在外面的肉块、腐烂的食物等。

蚂蚁对温度的反应敏感，多半在炎热天气活动。它们喜欢香甜的食品，如蛋糕、蜂蜜、麦芽糖、红糖、鸡蛋、水果核、肉皮、死昆虫等。它们能辨别道路，行动极为迅速，如果个别工蚁死亡，尸体会被运回蚁穴。但它们不耐饥饿，在没有食物和水的情况下，经过 4 昼夜就会有一半死亡。

家居蚂蚁可先用开水浸淹，也可用杀灭蟑螂、蚊虫的喷射剂，这些药品均对小红蚂蚁有杀灭功效。不过小红蚂蚁是一种半社会性昆虫，一般的喷射药剂只能杀死群体中出巢活动的工蚁，蚁后、蚁王这些繁殖机器仍在巢中疯狂繁殖。一只蚁后每秒钟能生出 600 只小蚂蚁，因此灭蚁采取全楼集体行动较为理想。最好的办法是选择一种适口性好、对蚂蚁没有趋避作用的药剂毒饵，工蚁将毒饵搬回后，能够使巢内蚁王、蚁后及幼虫中毒身亡，达到全巢覆灭。

另外可以利用蚂蚁特点消灭之，蚂蚁多在厨房有油食品处，可利用这一特点将其消灭。晚上睡觉前先将所有食物移至蚂蚁去不到的地方，再将一片肥猪肉膘放在地上，并准备好一暖瓶开水。第二天早上，蚂蚁聚集在肥肉膘上。不要惊散蚂蚁，立即用开水烫死。这样几次即可消灭干净。

晕船、晕车、晕机

人体能判断方向和维持自身平衡，主要由皮肤浅感受器、眼睛、颈和躯体的深部感受器及内耳等共同负责，其中以内耳最为重要。内耳的半规管以及椭圆囊和球囊主要有平衡功能。半规管有三个，互相垂直，构成空间的三个面。它们接受外界的平衡刺激，通过前庭神经，传到大脑皮层的平衡中枢，来调节、管理平衡反应。

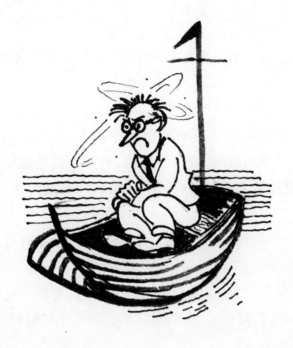

机理

（1）个体差异。当传入的平衡刺激过分强烈时，如急刹车、剧烈旋转时，即使在平衡系统安全正常的状态下，也会让人感到头晕，这是正常的生理现象，片刻即可消失。但有些人这种耐受力差，对轻微的平衡刺激即产生强烈的反应。

（2）睡眠差、过度劳累时容易发生。

（3）过饥过饱时亦易发生。

（4）患某些耳部疾病时可发生。

（5）车厢密闭使空气不流通，或某一些物质的气味刺激，如汽油等。

防治

(1)常晕车者在乘车前可服乘晕宁,成人每次 25 毫克,小儿酌减,以防晕车反应。

(2)乘车前进食不过饱或过饥。

(3)乘车前不宜过劳,前夜睡眠要好。

(4)可坐汽车的前部,以减轻颠簸,打开车窗使通气良好,并将头稍后仰靠在固定位置上,闭目,以减轻头部震动和眼睛视物飞逝而引起头晕加重。

(5)呕吐时可服吗丁啉或胃复安等。精神紧张时可服镇静药,如安定等。

(6)平时应加强锻炼,增强体质,尤其在抗头晕上要下功夫,如多做转头、原地旋转、翻滚等运动,通过这些运动使晕车得到缓解。

预防晕车法

(1)乘晕宁(眩晕停)。在乘车、船前 40 分钟用温开水送服 1 至 2 粒,小儿酌减。

(2)感冒通。在无乘晕宁的情况下,可用感冒通替代,方法同上,效果一样。

(3)也可用安定片 1 片,维生素 B_1 两片,乘车前 40 分钟温开水送服,亦能防止晕车。

(4)胃复安:胃复安 1 片,晕车严重时可服 2 片,儿童剂量酌减,于上车前 10～15 分钟吞服,可防晕车。行程 2 小时以上又出现晕车症状者,可再服 1 片。途中临时服药者应在服药后站立 15～20 分钟后坐下,以便药物吸收。此法有效率达 97%,且无其他晕车片引起的口干、头晕等副作用。

(5)无药之时,晕车者可在上车前将腰带束紧,防止内脏在体内过分晃动,上车后双目注视远处,尽量少看近处物体,尤其在下坡时注意抓紧扶手,减缓惯性对内脏的冲击,密封较严的汽车或汽油味偏大的车厢要注意通风,这样有助于预防晕车现象发生,如稍感不适,应立即选择靠车前方合适位子睡觉,睡觉往往是最好最省钱有效的防晕车方法。

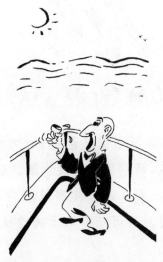

（6）加强身体锻炼,加强前庭器官耐受性。晕动病多发生于前庭器官比较敏感的人。因此,平时多注意锻炼身体,多做转头、弯腰转身及下蹲等动作,以增加前庭器官的耐受性。

（7）吃得过饱、疲劳、睡眠不足、空气污浊、情绪紧张及汽油和油烟等特殊气味都可能促使晕动病的发生和症状加重,因此要避免这些不良因素。

（8）特殊的前庭训练。可通过康复训练预防晕动病,如反复多次乘船、乘车训练,以提高前庭器官对不规则运动的适应能力。此外,害怕晕车的人可以经常参加一些活动,特别是有助于调节人体位置平衡的体育项目,如秋千、滑梯、单双杠、垫上滚翻等运动项目,能提高前庭器官的适应能力。

（9）乘车、乘船时应尽量限制头部运动，可将头靠在背椅上固定不动，以减少加速度的刺激，特别是旋转性刺激。有可能的话，尽量平卧。

（10）避免视觉刺激。乘车时少往窗外观看，坐车、坐船时看书更容易诱发晕动病，因此闭目养神可减少晕动病的发生。

脚底起泡

处理

（1）当足部被鞋磨得发红时，应赶快进行预防处理。可在袜子的外面抹上一层肥皂，在磨红的部位贴上一块药膏，使鞋与皮肤接触的部分较为平滑，减少摩擦。

（2）足部出现水疱时，可用热水烫脚几分钟后，以碘酒、酒精消毒，然后将一枚针在火上烧烤消毒，后插入泡的基部，将水挤压出来，再贴上药膏，以免感染细菌。

（3）如果水疱已被挤破或磨破，就不能用手随意触摸患处，同时要换掉不洁的袜子，以免伤口被细菌感染。可在患处涂上碘酒消毒，然后贴上药膏。鞋底首先要厚,然后鞋垫不妨多垫一两个,袜子穿两双,这样的目的就是减少脚底的冲击,预防水疱和长时间行走所带来的疼痛。

(4)速度均匀前进,走水泥路久了换道路边草地走走。因为长期走水泥路面脚底受冲击的位置只有两个点:脚掌和脚跟,一般走得久了,脚痛痛点基本都在这些位置。换个地面行走会缓解脚部的疲劳。

(5)时刻留心脚部的感觉,如感觉有刺痛应当马上检查是否进沙子所致还是袜子折皱引起的,马上处理,减少起水疱的机会。

(6)如已经起水疱,水疱不在表皮深层,可挑破贴上止血贴继续前进,虽然有些疼痛但可忍耐,可继续上路。如水疱在老茧深处,切勿强行剪开老茧和肌肉,这样适得其反,只能贴上止血贴缓解适当休息。

皮炎性湿疹

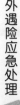

皮炎性湿疹是一种常见的由多种内外因素引起的表皮及真皮浅层的炎症性皮肤病。其特点为自觉剧烈瘙痒,皮损多形性,对称分布,有渗出倾向,慢性病程,易反复发作。可发生于任何部位,常见于面部、耳后、四肢屈侧、乳房、手部、阴囊等处,对称分布。根据皮损特点可分为急性、亚急性和慢性湿疹。三者并无明显界限,可以相互转变。

急性期好发于头面、耳、手、足、前臂、小腿等暴露部位,严重时扩展至全身;慢性期好发于手、足、小腿、肘窝、股部、乳房、外阴。湿疹的病因很复杂,与遗传、免疫、环境、生理、药理均有关系,其表现形式是绵延不断,此起彼落,自体播散,甚至可遍及全身,但湿疹并不传染,如果经久不愈,多数可自体扩展。

表现

湿疹临床症状变化多端,根据发病过程中的皮损表现不同,分为急性、亚急性和慢性三种类型。

1. 急性、亚急性湿疹

急性湿疹的损害多形性,初期为红斑,自觉灼热、瘙痒。继之在红斑上出现散在或密集的丘疹或小水疱,搔抓或摩擦之后,搔破而形成糜烂、渗液面。日久或治疗后急性炎症减轻、皮损干燥、结痂、鳞屑,而进入亚急性期。

2. 慢性湿疹

慢性湿疹是由急性、亚急性反复发作演变而来,或是开始时即呈现慢性炎症,常以局限于某一相同部位经久治不愈为特点,表现为皮肤逐渐增厚,皮纹加深、浸润,色素沉着等,主要症状是剧烈瘙痒。

湿疹虽有上述的共同临床表现,但不同部位的湿疹,其皮损形态也有一定差异。如外耳道湿疹易伴发真菌感染,乳房湿疹常见于哺乳期妇女,常有皲裂而伴疼痛。肛门、阴囊湿疹常因搔抓、热水皂洗而至急性肿胀或糜烂。小腿部湿疹常致溃烂,不易愈合等。除上述以外,在临床上还有部分表现寻常的特殊型湿疹,如继发于中耳炎、溃疡、瘘管及褥疮等,还有细菌性化脓性皮肤病的传染性湿疹样皮炎、对自体内部皮肤组织所产生的物质过敏而引发的自体敏感性湿疹。婴儿湿疹好发于满月后婴幼儿期,常对称发生在手背、四肢伸侧及臀部,皮损形状似钱币的钱币状湿疹。

判断

主要根据病史及临床表现特点,诊断较容易。急性湿疹皮疹表现为多形性、对称分布,倾向渗出;慢性型皮损呈苔藓样变;亚急性损害介于上述两者之间。自觉瘙痒剧烈,容易复发。对特殊型湿疹应注意其独特临床症状,诊断也不困难。慢性湿疹需同神经性皮炎鉴别,神经性皮炎先有瘙痒后发皮疹,苔藓样变明显,皮损干燥、一般无渗出、无色素沉着,好发于颈项、骶部及四肢伸侧,可耐受多种药物及化学物质等刺激。

治疗

1.一般疗法

（1）寻找病因，隔绝过敏源，避免接触，禁食酒类及易过敏、辛辣刺激性食物，避免过度疲劳和精神过度紧张，注意皮肤卫生，不用热水烫洗皮肤，不乱用刺激性较强的药物，积极治疗全身性疾患。

（2）全身治疗：以止痒抗过敏为主，可选用抗组胺类药物、钙剂、肾上腺皮质激素。

2.药物疗法

含皮质激素的药物外擦湿疹疗效是肯定的，常用皮炎平等，对轻症或范围小的湿疹可以选择，对面积大的湿疹或反复发作的湿疹，如果频繁、大量或长期使用含皮质激素的药物，会有全身和皮肤局部的副作用，所以尽量避免较长时间或短期大剂量外用皮质激素类药物。

森林起火

夏天到来之际，很多人都喜欢去各大旅游景点避暑，这时掌握一定的火灾及逃生常识是非常必要的，一旦发生森林火灾，该怎样迅速逃离火灾区，使自己安然无恙呢？

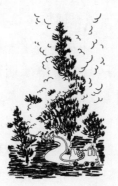

现场急救

（1）在森林中一旦遭遇火灾，一定要保持镇静，尽快做好自我防护，一旦发现自己身处火灾区，要尽快用沾湿的毛巾遮住口鼻，条件允许的话，最好将全身的衣服浸湿，然后根据火势的大小及火苗燃烧的方向，向逆风向逃生。

（2）当烟雾袭来时，要迅速用湿毛巾或衣服捂住口鼻躲避起来，千万不要选择坑、洞避烟，如没有找到合适的避烟场所，可在附近没有可燃物的平地卧地避烟。

（3）如火将山包围了一大半，要快速向山下跑，一旦大火向你扑来，如果你处在下风向，这时一定要迎风对火突破包围圈，如时间允许点火烧掉周围的可燃物，烧出一片空地后，迅速进入空地卧倒避烟。

雪　崩

在所有高大的山岭区域，雪崩是一种严重的灾害。

雪崩发生的规律

雪崩的发生是有规律可循的。大多数的雪崩都发生在冬天或者春天大量降雪的时候，尤其是暴风雪爆发前后。这时的雪非常松软，粘合力比较小，一旦一小块被破坏了，剩下的部分就会像一盘散沙或是多米诺骨牌一样，产生连锁反应而飞速下滑。春季，由于解冻期长，气温升高时，积雪表面融化，雪水就会一滴滴地渗透到雪层深处，让原本结实的雪变得松散起来，大大降低积雪之间的内聚力和抗断强度，雪层之间很容易产生滑动。雪崩的严重性取决于雪的体积、温度、山坡走向，尤其重要的是坡度，最可怕的雪崩往往产生于倾斜度为 $25°\sim50°$ 的山坡。如果山势过于陡峭，就不会形成足够厚的积雪,而斜度过小的山坡也不太可能产生雪崩。

和洪水一样,雪崩也是可重复发生的现象,也就是说,如果在某地发生了雪崩,完全有可能不久后又卷土重来。有可能每下一场雪、每一年或是每个世纪都在同一地点发生一次雪崩,这一切都取决于山坡的地形特点和某些气候因素。

雪崩发生的多少跟气候和地形也很有关系。天山中部冬季积雪和雪崩经常阻断山区公路。而念青唐古拉山和横断山地经常发生的雪崩是供给现代冰川发育的重要来源之一。在这种地区选择合适的登山时间就比较苛刻。与此同时,在我国西部靠近内陆的昆仑山、唐古拉山、祁连山等山地,降水量比较少,没有明显的旱、雨季之分,雪崩可能也就比较少,选择合适的登山时间也就比较宽裕。另外,这些内陆山地相对高度较低,一般都在 1000～1500 米,故山地的坡度也比较缓和。而喜马拉雅山、喀喇昆仑山相对高度在 3000～4000 米,甚至达到 5000～6000 米,故山地坡度较陡,发生雪崩的可能性和雪崩的势能也就更大。

雪崩的发生还有空间和时间上的规律。就中国高山而言,西南边界上的高山如喜马拉雅山、念青唐古拉山以及横断山地,因主要受印度洋季风控制,除有雨季(5～10 月)和旱季(11～4 月)之分外,全年降水都比较丰富,高山上部得到的冬、春降雪和积雪也比较多,故易发生雪崩。此外,天山山地、阿尔泰山地,因受北冰洋极地气团的影响,冬春降水也比较多,所以这个季节雪崩也比较多。

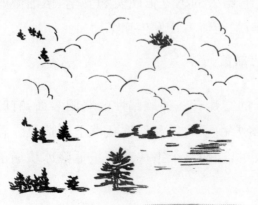

雪崩的三个区段

雪崩的形成和发展可分为三个区段,即形成区、通过区、堆积区。

形成区

雪崩的形成区大多在高山上部,积雪多而厚的部位。比如,高高的雪檐,坡度超过 50°～60° 的雪坡,悬冰川的下端等地貌部位,都是雪崩的形成区。

通过区

雪崩的通过区紧接在形成区的下面,常是一条从上而下直直的 U 形沟槽,由于经常有雪崩通过,尽管被白雪覆盖,槽内仍非常平滑,基本上没有大的起伏或障碍物,长可达几百米,宽 20～30 米或稍大一些,但不会太宽,否则滑下的冰雪就不会很集中,形成不了大的雪崩。

堆积区

堆积区同样紧接在形成区的下面,是在山脚处因坡度突然变缓而使雪崩体停下来的地方,从地貌形态上看多呈锥体,所以也叫雪崩锥(或雪崩堆)。

松软的雪片崩落

降在背风斜坡的雪不像山脚下的雪那样堆积紧实。在斜坡背后会形成缝隙缺口。它给人的感觉很硬实和安全,但细微的干扰或者像一声来福枪响的动静,就能使雪片发生崩落。

坚固的雪片崩落

这种情况下的雪片有一种欺骗性的坚固表面,有时走在上面能产生隆隆的声音,它经常由于大风和温度猛然下降造成。爬山者和滑雪者的运动就像一个扳机,能使整个雪块或大量危险冰块崩落。

空降雪崩

在严寒干燥的环境中,持续不断新下的雪落在已有的坚固的冰面上可能会引发雪片崩落,这些粉状雪片以每秒 90 米的速度下落。覆盖住口和鼻还有生存的机会,被淹没后吸入大量雪就会引起死亡。

湿雪崩

在冰雪融化时更普遍。在冬天或春天,下雪后温度会持续快速升高,这使新的潮湿的雪层不可能很容易就吸附于密度更小的原有的冰雪上。它的下滑速度比空降雪崩更慢,沿途带起树木和岩石,产生更大的雪砾。当它停下时,差不多马上会凝固,很难进行抢救。

急救措施

※ 平躺,用爬行姿势在雪崩面的底部活动,丢掉包裹、雪橇、手杖或者其他累赘,覆盖住口、鼻部分以避免把雪吞下。

※ 休息时尽可能在身边造一个大的洞穴。

※ 在雪凝固前,试着到达雪面。

※ 扔掉工具箱,因为会妨碍抽身。

※ 节省力气,当听到有人来时大声呼叫。

※ 被雪掩埋时,冷静下来,让口水流出从而判断上下方,然后奋力向上挖掘争取一线生机。

雪崩的预防与研究

对雪崩可以采取人工控制的方法加以预防。人们总结了很多经验教训后,对雪崩已经有了一些防范的手段。比如对一些危险区域发射炮弹,实施爆炸,提前引发积雪还不算多的雪崩,设专人监视并预报雪崩等。如阿尔卑斯山周边国家、挪威、冰岛、日本、美国以及加拿大等发达

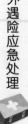

野外遇险应急处理

国家都在容易发生雪崩的地区成立了专门组织,设有专门的监测人员,探察雪崩形成的自然规律及预防措施。

最近,在阿尔卑斯山区,几个来自法国国家研究中心(Centro Nacional francés de Investigación,CNRS)和法国国家农业机械、农村工程及水与森林资源管理中心(Centro Nacional de Maquinaria Agrícola, Ingeniería Rural, Aguas y Bosques, CEMAGREF)的专家团正试图破解雪崩的产生机制。为了模拟雪崩的经过,CNRS的物理学家们将成千上万的小珠子放入微型人造雪崩机里。雪崩机可以倾斜。这样,小珠子向下滑行时相互推挤碰撞,这个过程会被一台快速摄像机拍摄下来。专家们将根据拍摄图像研究"雪崩"到底是如何行进的。

在这个实验中,每粒颗粒的运动实际上很容易计算,问题是现在有成千上万的颗粒,且它们的相互作用是无法计算的。尽管如此,研究者们的实验仍然对了解雪崩动态提供了宝贵资料。他们证实雪崩犹如成团的颗粒物运动,毫无规则地释放能量。虽然雪崩由固体物质组成,但它的运动并不与其完全相同,与气体运动也不同。

根据北卡大学(Universidad de Carolina del Norte)地质学家汤姆·德雷克所说,形成雪崩的颗粒物分成五层:最表层的颗粒在气流的碰撞中被卷起;第二层的颗粒在持续地撞击中混乱前行;再下一层,颗粒已经开始有组织地运动;第四层由间距很小的颗粒构成;最底层的颗粒紧密相连,运动最为缓慢。但德雷克认为:"这只能部分解释雪崩。山上还存在很多因素使情况更为复杂。"

估测路线上可能的雪况(稳定性)。向最近到过那里的人了解情况。如果最近下过雪,小心了!新雪增加了原来雪层的重量,连接性也很差。此外,如果气温突然回升,或艳阳高照,也会导致积雪融化,连接性变差。应该选择一条没有雪崩危险的路线。如果非要上,应该选一个寒冷、阴云、冰点以下的天气,并且一段时间内不会有降雪。对于夏季高山攀登来说,应该在黎明之间动身,在上午之前离开陡峭的雪坡。

注意观察雪况。包括最近的雪崩痕迹,脚下的雪崩塌时发出"怦怦"声,敲鼓一样的声音说明硬雪层下有空洞。用铲子向下挖,寻找有雪崩倾向的"雪板"——松雪上面的硬雪层。

考量线路的雪坡。30°的雪碗(碗状雪崩槽,上大下小)比陡峭的岩柱更危险。在这里只能猜测雪况。是否雪崩会落到头上?是否日照很长时间使雪层变差?如果有疑问,就不要上。正确的判断是唯一的预防!如果别无选择必须穿过可疑的雪坡,尽可能保护通过。如果雪坡太宽无法设保护,首先应该测试雪况。先用一个遮蔽的、坚固的锚点(比如树或石头)设保护,测试者走到雪坡的上端,跳向陡峭的部分。然后在安全的地方解开保护,一次一个快速通过。从高处走,减少被上方下来的雪埋起来的危险。互相之间注意观察,一旦出事,多少可以了解一些遇难者的位置信息。

个人或登山者对雪崩的预防

遇上雪崩是很危险的,在雪地活动的人必须十分注意以下几点:

※ 探险者应避免走雪崩区。实在无法避免时,应采取横穿路线,切不可顺着雪崩槽攀登。

※ 在横穿时要以最快的速度走过,并设专门的瞭望哨紧盯雪崩可能的发生区,一有雪崩迹象或已发生雪崩要大声警告,以便赶紧采取自救措施。

※ 大雪刚过,或连续下几场雪后切勿上山。此时,新下的雪或上层的积雪很不牢固,稍有扰动都足以触发雪崩。大雪之后常常伴有好天气,必须放弃好天气等待雪崩过去。

※ 如必须穿越雪崩区,应在上午 10 时以后再穿越。因为,此时太阳已照射雪山一段时间了,若有雪崩发生的话也多在此时以前,这样也可以减少危险。

※ 天气时冷时暖,天气转晴,或春天开始融雪时,积雪变得很不稳固,很容易发生雪崩。

※ 不要在陡坡上活动。因为雪崩通常是向下移动,在 1：5 的斜坡

野外遇险应急处理

上,即可发生雪崩。

※ 高山探险时,无论是选择登山路线或营地,应尽量避免背风坡。因为背风坡容易积累从迎风坡吹来的积雪,也容易发生雪崩。

※ 行军时如有可能应尽量走山脊线,走在山体最高处。

※ 如必须穿越斜坡地带,切勿单独行动,也不要挤在一起行动,应一个接一个地走,后一个出发的人应与前一个保持一段可观察到的安全距离。

※ 在选择行军路线或营地时,要警惕所选择的平地。因为在陡峻的高山区,雪崩堆积区最容易表现为相对平坦之地。

※ 注意雪崩的先兆,例如冰雪破裂声或低沉的轰鸣声,雪球下滚或仰望山上见有云状的灰白尘埃。

※ 雪崩经过的道路,可依据峭壁、比较光滑的地带或极少有树的山坡的断层等地形特征辨认出来。

※ 在高山行军和休息时,不要大声说话,以减少因空气震动而触发雪崩。

※ 行军中最好每一个队员身上系一根红布条,万一遭雪崩时易于被发现。

家庭常备救灾工具和意外伤害的药品

登山前要准备好以下几种物品

（1）选择胶质硬底鞋，最好是登山鞋。底子硬的鞋可以让脚掌始终保持在一个平面上，能够有效发力，双脚不易感到疲惫，同时还能防滑，减少脚部受伤几率。此外，这种鞋可以避免岩石的刮磨，延长鞋的寿命。

（2）帽子、长衣长裤。很多人认为爬山时会出很多汗，所以穿得越少越好。实际上，随着海拔的增高，温度就会降低。在休息时，如果不及时穿上衣服保温，不但容易感冒，而且会导致失温，消耗热量。另外，虽然气温有所下降，但紫外线的强度却丝毫没有减弱，尤其是中午，山顶上的紫外线会更加强烈，皮肤被晒伤的几率就会加大，一些"野路"上的枝蔓也容易划伤皮肤。因此，最好随身携带长袖衣裤和帽子。

（3）水、巧克力和糖。很多人在登山前都会准备面包、香肠等一大堆食物。殊不知，这种食物既增加了背包重量，又不能起到及时补充能量的作用，而糖类食品是人体吸收最快的化合物。补水也很重要，喝水一定要小口喝，每次喝两三口，人体才能有效吸收。为了补充身体因出汗而丢失的电解质，最好喝运动饮料。

（4）登山杖。用登山杖上山、下山可以省很多力气，尤其是减轻腿部压力，缓解腰部、肩部疲劳。很多山路都是台阶，长时间行走台阶对膝关节冲击很大，如果使用登山杖会有很好的保护效果，同时还能减少滑倒、扭伤的几率。另外，使用登山杖还能有效锻炼上肢力量。

同时，最好也能准备一些创可贴、红花油等药品，以备不时之需。

（5）主绳：其长度为 40～50 米，直径 9～12 毫米，承受力在 1500 公斤以上，是轻便坚固的尼龙制品，不同人员应分别配有不同颜色的主绳。

旅游登山急救包必备物品

（1）充足的水及食物、遮阳帽、太阳镜、手杖、平底防滑鞋、塑料布、电池、急救毯、火柴、蜡烛、环保垃圾袋、口哨、针线包、止血带、牙膏、盐、糖、手电筒、雨衣。

（2）外用：

①75％酒精、碘伏、紫药水、红药水、烫伤膏、止痛膏、创可贴、皮炎平、冰袋、风油精、清凉油、蛇药、好得快喷雾剂、云南白药水。

②消毒纱布、弹性绷带、棉签、三角巾、胶布、安全扣针、人工呼吸膜、手套、口罩、84 消毒液。

（3）医用剪刀、镊子、体温计。

（4）药品类：

①抗感冒类：速效伤风胶囊、强力银翘片、阿司匹林。

②抗生素类：利菌沙、阿莫西林、诺氟沙星（氟哌酸）、复方新诺明。

③解痉止疼和助消化类：多潘立酮（吗丁啉）、甲氧氯普胺（胃复安）、多酶片、654-2片、复方颠茄片。

④抗过敏类：氯苯那敏（扑尔敏）、赛庚啶、阿司咪唑（息斯敏）、皮炎平（外用）。

⑤治疗便秘类：果导片、麻仁丸。

⑥镇静催眠类：安定、苯巴比妥。

⑦防中暑类：藿香正气水、十滴水、仁丹。

⑧抗心绞痛类：硝苯地平（心痛定）、速效救心丸、硝酸甘油。

急救物品数量由参加人数和活动天数来计算，一般按照每 5～10 人/5 天/份的标准来准备。

家庭常用药箱

（1）外用：

①75％酒精、碘伏、紫药水、红药水、烫伤膏、止痛膏、创可贴、皮炎平、冰袋、风油精清凉油、蛇药。

②消毒纱布、绷带、棉签、三角巾、胶布、安全扣针、人工呼吸膜、手套、口罩、84消毒液。

（2）医用剪刀、镊子、体温计、手电筒。

（3）药品类：

①抗感冒类：速效伤风胶囊、强力银翘片、板蓝根冲剂、阿司匹林。

②抗生素类：利菌沙、阿莫西林、诺氟沙星（氟哌酸）、复方新诺明。

③解痉止疼和助消化类：多潘立酮（吗丁啉）、甲氧氯普胺（胃复安）、多酶片、654－2片、复方颠茄片。

④抗过敏类：氯苯那敏（扑尔敏）、赛庚啶、阿司咪唑（息斯敏）、皮炎平（外用）。

⑤治疗便秘类：果导片、麻仁丸。

⑥镇静催眠类：安定、苯巴比妥。

⑦防中暑类：藿香正气水、十滴水、仁丹。

⑧抗心绞痛类：硝苯地平（心痛定）、硝酸甘油、速效救心丸。

⑨止咳祛痰类：复方甘草片、咳特灵、止咳糖浆。

⑩降压类：复方降压灵。

家庭常备救灾工具和意外伤害的药品